中医脉学名著名家点评与临证心得丛书

总主编◎李灿东

董昌武◎主编

濒湖脉学
点评与临证心得

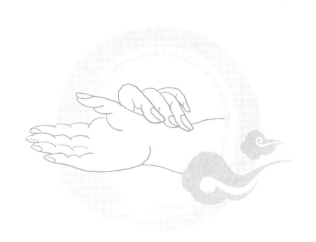

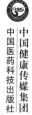

中国健康传媒集团

中国医药科技出版社

图书在版编目（CIP）数据

濒湖脉学点评与临证心得 / 董昌武主编 . -- 北京：
中国医药科技出版社，2024. 12. --（中医脉学名著名家
点评与临证心得丛书）. -- ISBN 978-7-5214-4968-6

Ⅰ . R241.1

中国国家版本馆 CIP 数据核字第 2024ZV0769 号

美术编辑　陈君杞
版式设计　也　在

出版　**中国健康传媒集团**｜中国医药科技出版社
地址　北京市海淀区文慧园北路甲 22 号
邮编　100082
电话　发行：010-62227427　邮购：010-62236938
网址　www.cmstp.com
规格　710×1000mm $^1/_{16}$
印张　9 $^3/_4$
字数　175 千字
版次　2024 年 12 月第 1 版
印次　2024 年 12 月第 1 次印刷
印刷　河北环京美印刷有限公司
经销　全国各地新华书店
书号　ISBN 978-7-5214-4968-6
定价　**35.00 元**

获取新书信息、投稿、
为图书纠错，请扫码
联系我们。

编委会

主　编　董昌武

副主编　梁文娜　周雪梅

编　委　（按姓氏笔画排序）

王心恒　朱　龙　李玲秀　姜　楠

夏淑洁　程　斌　詹　杰

内容提要

　　《濒湖脉学》，明代著名医药学家李时珍所著的一部脉学专著。全书分为两部分，前半部分主要论述浮、沉、迟、数、滑、涩等27种脉象，并以七言歌诀的形式对每种脉象的形态、鉴别及主病进行阐释。后半部分《四言举要》，为其父李言闻据宋代崔嘉彦的《紫虚脉诀》删补而成，以四言歌诀的形式全面论述了脉象、脉理、脉法、五脏平脉、辨脉提纲、诸脉主病等。全书采用歌诀形式写成，语言精炼，简明易懂，便于记诵，受到历代医家的青睐。本书适合中医药院校学生、中医药从业者及广大中医药爱好者阅读。

出版者的话

脉诊是中医最具特色的诊察方法之一，是古代医家在诊治疾病过程中不断摸索而建立起来的，其理论源于实践，内容源远流长。但脉诊方法摸索、形成的过程，尚无准确的考古学研究成果。

关于脉诊的最早记载，可以上溯到两千五百多年前。史传，扁鹊是最早的脉诊名家。早期对脉诊的论述，散见于相关的古籍之中。《黄帝内经》对脉诊的方法、诊脉部位、脉象特征、脉象主病等，都有具体而详细的论述。《难经》在脉诊方面继承并发扬了《黄帝内经》的脉学成就，提倡诊脉独取寸口的理论。汉代张仲景则在临床平脉辨证、脉证并举上多有发挥。西晋王叔和所著的《脉经》是中医学史上现存最早的脉学专著。王叔和基于前人经验对脉诊理论和临床应用进行发掘和系统阐释，对脉诊的发展做出了巨大贡献。唐宋至金元时期，医家对脉诊越发重视，出现了大量的脉诊专著，促进了脉诊的普及、提高。金元四大医学流派的代表人物刘完素、李杲、朱震亨、张从正的学术观点各异，但都重视脉诊的临床运用，都以各自丰富的临床经验，充实并发展了脉证结合的内容。

为启迪后学，并将脉诊类古籍发扬光大，我社组织中医诊断学和文献整理专业的专家编写出版了《中医脉学名著名家点评与临证心得丛书》。本丛书遴选历代名医与脉学相关的名著，旨在以经典理论为纽带，以精深的点评及实用的临证心得为特点，打造一套适合中医专业院校师生、中医临床工作者和广大中医爱好者学习参考的图书。

丛书内容主要分为古籍原文、点评、临证心得三大部分。其中，古籍原文部分，是全书内容的主线，并对古籍中出现的冷僻费解或具有特定含义的字词、术语等内容予以注释；点评部分，是抓住书中的主旨精论、蕴含深义、疑惑谬误之处，予以点拨评议，或考证比堪，溯源寻流；临证心得部分，是将原文中相关内容结合临床实际或临床典型案例，对其进行细致解析，并予以归纳、提炼，帮助读者深入体会，以期达到注重临床、讲求实用之目的。全书内容条理清晰、直观实用，旨在帮助读者从读经典入手，吸纳先贤行医经验，深入学习和理解脉学相关知识，在临床上学以致用，提高临证水平。

希望本丛书的出版，能够为诵读脉学医籍经典、切于临床实用、培养中医临床人才贡献一份力量。在此过程中，我们期待广大读者的帮助和指点。

中国医药科技出版社有限公司

2023 年 8 月

前言

脉诊又称切脉，是中医诊断学重要组成部分，也是中医学最具特色的诊断方法，备受医家重视。自《内经》《难经》以降 2000 多年的历史时期，涌现了众多杰出代表性医家。如张仲景首开平脉辨证之先河，王叔和集晋以前脉学之大成著《脉经》，为我国医学发展史上首部脉学专著，对后世医学的发展产生了深远影响。

然自王叔和《脉经》刊行以来，后世又出现了不同的脉学流派，特别是南北朝高阳生伪托王叔和名之《脉诀》，以通俗歌诀形式，大行其道，以致出现"《脉诀》出而《脉经》隐"的现象。由于《脉诀》系伪撰之作，文词鄙俚，有些内容失实，其原因乃"俗工取其便利，不究原委，家传户诵，熟在口头，宁敢于悖内经，不敢于悖于口诀"（明·李中梓《诊家正眼·董序》）。医界有识之士痛批其非，长达数百年之久，难肃其咎。

李时珍《濒湖脉学》在此背景下应运而出，诚如其自序言："宋有俗子，杜撰《脉诀》，鄙陋纰缪，医学习诵，以为权舆，逮臻颁白，脉理竟昧。戴同父常刊其误，先考月池翁著《四诊发明》八卷，皆精诣奥室，浅学未能窥造。珍因撮粹撷华，僭撰此书，以便习读，为脉指南。"可见时珍心存惠后学之初旨，采撷历代名家脉学之菁华，结合家学渊源及自己临证经验，编撰成册，成为脉学理论之正统，终肃高氏《脉诀》之误，厥功甚伟。

李时珍生于明武宗正德十三年（1518 年），卒于神宗万历二十一年（1593 年），字东璧，晚年自号濒湖山人，湖北蕲州（今湖北省蕲春县蕲州镇）人。为我国明代杰出的医药学家和科学家，著有《本草纲目》，饮誉海内外。

《濒湖脉学》全书分为两部分，前半部分主要论述浮、沉、迟、数、滑、涩等 27 种脉象，并以七言歌诀的形式对每种脉象的形态、鉴别及主病进行阐释，便于读者背诵。后半部分为其父李言闻据宋代崔嘉彦的《紫虚脉诀》删补而成的《四言举要》，以四言歌诀的形式全面论述了脉象、脉理、脉法、五脏平脉、辨脉提纲、诸脉主病、杂病脉象、妇人脉、小儿脉、真脏脉等。全书采用歌诀形式写成，语言精炼，简明易懂，便于记诵。受到历代医家的青睐，并为中医初学者的启蒙教材。

本书以明·万历三十年癸卯（1603年）张鼎思重刻嘉靖本为底本，以清四库全书本、人民卫生出版社1956年铅印本为对校本，他校则以本书所引著作之通行本为校本。在保留底本原貌基础上，将27种脉象主体内容仍置于书首作为第一部分，另冠"七言脉诀"为名；将"四言举要"置于后作为第二部分。原底本中所附《脉诀刊误》《奇经八脉考》按照本次编纂要求未予收录。原书无目录，不便读者查阅，今据正文增补；四言举要"原不分段，今据原文文义重新分段，并于每段前各增标题。本书主要在原著基础上，将内容分为原文、点评、临证心得三项。原文部分按底本照录，采用简体横排，以现代标点符号句读，并对原文中出现的冷僻费解或具有特定含义的字词、术语等内容添加注释；点评部分，根据原文的主旨精论、蕴含深义、疑惑谬误之处，予以点拨评议，或考证比勘，溯源寻流；临证心得部分主要针对原文中相关内容结合临床实际或临床典型案例，对其进行解析，帮助读者深入体会，以期达到注重临床、讲求实用的目的。

本书在编写过程中，参考了北京中医药大学刘文龙等著《濒湖脉学白话解》（第5版）、陈家旭编著的《濒湖脉学白话解读本》以及任建编著的《濒湖脉学白话解》（第2版）、杨金萍校释《濒湖脉学》、马居里编著的《濒湖脉学通解》等。在此一并致谢。适用于中医专业院校师生、中医临床工作者和广大中医爱好者学习参考，期望对大家有所裨益。

由于编者水平所限，书中难免有不当之处，诚请各位同道和读者指正。

编者

2024 年 3 月

目录

第一章　七言脉诀

第二章 四言举要

第一章　七言脉诀

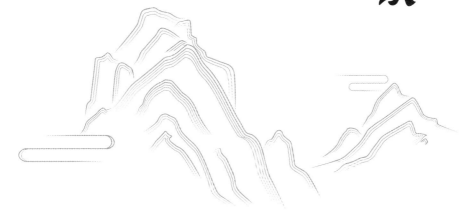

一、浮脉阳

原文

浮脉，举之有余，按之不足①。《脉经》。如微风吹鸟背上毛，厌厌聂聂②，轻汎③貌。如循榆荚④，《素问》。如水漂木，崔氏。如捻葱叶。黎氏。

浮脉法天，有轻清在上之象。在卦为乾，在时为秋，在人为肺，又谓之毛。太过则中坚旁虚，如循鸡羽，病在外也；不及则气来毛微，病在中也。《脉诀》言"寻之如太过"，乃浮兼洪紧之象，非浮脉也。

【体状诗】

浮脉惟从肉上行，如循榆荚似毛轻，

三秋得令知无恙⑤，久病逢之却可惊⑥。

【相类诗】

浮如木在水中浮，浮大中空乃是芤⑦，

拍拍而浮是洪脉，来时虽盛去悠悠⑧，

浮脉轻平似捻葱，虚来迟大豁然空⑨，

---

① 举之有余，按之不足：浮脉的脉象在轻轻触碰皮肤时即觉跳动明显，但重力按压后却呈无力之象。

② 厌厌聂聂：叠声词。形容浮脉的脉象如同微风吹过鸟背羽毛一样，轻微而舒缓的叠合而来。

③ 汎（fàn 泛）：同泛，漂浮之意。

④ 如循榆荚：榆荚，榆树的种子。此处比喻诊察浮脉时，手下触感非常柔软、缓和。

⑤ 三秋得令知无恙：浮脉应秋，在秋季诊察到浮脉，若无其他症状，应为正常脉象或提示病情较轻。

⑥ 久病逢之却可惊：此句意为久病之人见到浮脉，应该引起警觉，明确是否为虚阳外越的危重之象。却，原作"郤"，据张绍棠版改。

⑦ 浮大中空乃是芤：芤脉亦可见脉体宽大，但稍按脉管即能感到空虚感，如按葱管，即为芤脉。是由血虚引起的脉道不充、阳气虚浮的大虚之象。芤（kōu 抠），葱的别名。

⑧ 来时虽盛去悠悠：悠，形容闲然自得的样子。指洪脉的脉象如同洪水一般，来势较为汹涌澎湃，去势力道逐渐退弱。

⑨ 虚来迟大豁然空：指虚脉虽也有浮脉之象，但虚脉来势迟缓，寸关尺举按均呈无力之象。

浮而柔细方为濡^①，散似杨花无定踪^②。

浮而有力为洪，浮而迟大为虚，虚甚为散。浮而无力为芤，浮而柔细为濡。

【主病诗】

浮脉为阳表病居，迟风数热紧寒拘，
浮而有力多风热，无力而浮是血虚。
寸浮头痛眩生风^③，或有风痰聚在胸，
关上土衰兼木旺^④，尺中溲便不流通^⑤。

浮脉主表，有力表实，无力表虚，浮迟中风，浮数风热，浮紧风寒，浮缓风湿，浮虚伤暑，浮芤失血，浮洪虚热，浮散劳极。

▣ 点 评

此段原文主要详细描述浮脉及相似脉、相兼脉的脉形特征和主病。关于浮脉的描述最早见于《黄帝内经》"夫脉之小、大、滑、涩、浮、沉"，并形容浮脉如同按压羽毛一样轻柔。王叔和《脉经》描述浮脉"举之有余，按之不足"，认为浮脉是在轻轻触碰皮肤时即可感到脉搏跳动明显，但重力按压后却呈无力之象。李时珍等后世医家比较赞同此种描述，并引用致此，同时他认为这一种叙述尚不能完全形象表达出浮脉的特点，故又引用《素问》、崔氏（崔嘉彦）、黎氏（黎民寿）之言"如循榆荚""如水漂木""如捻葱叶"等。

浮脉的形成，分为生理性和病理性。生理性浮脉多见于形体消瘦的人群中，据研究，有小部分的健康青年人会出现浮脉，且以形体消瘦的人居多。《黄帝内经》言"脉应四时"，提出四时对应的正常生理脉象有所不

---

① 浮而柔细方为濡：指濡脉的脉象是浮细且柔软，轻取则有，稍按则无，主虚证和湿证。

② 散似杨花无定踪：指散脉的脉象如同杨花在空中飘舞，浮大散乱无根之象，预示脏气将绝、生命垂危。

③ 寸浮头痛眩生风：指寸部见浮脉，多为上焦病变，可见头痛、眩晕、视物昏花等风邪上扰之象。

④ 关上土衰兼木旺：指关部见浮脉，多为木旺土衰、肝旺脾虚之证。

⑤ 尺中溲便不流通：指有小便不利等症状时，可见尺部浮脉。溲（sōu 搜），泛指二便，此处特指小便。

同，李时珍认为"三秋得令知无恙"，明确了浮脉是秋季的正常脉象。病理性浮脉多因外邪侵袭肌腠，体内卫阳奋起抗邪，正邪相交于肌表，以致脉气鼓动于外，故应指而浮。病程日久的患者，也能见到浮脉，但并非单一浮脉或真正的浮脉，而是浮脉的相似脉或相兼脉，如"浮大中空"的芤脉、"拍拍而浮"的洪脉、"迟大豁然空"的虚脉、"浮而柔细"的濡脉及"散似杨花"的散脉，此时应引起警惕，排除是否出现虚阳外越的危重症候。

主病诗中详细叙述了浮脉及相兼脉、相似脉的主病情况。提出浮脉"有力表实，无力表虚"，多因外感所致，浮而迟缓多为风邪致病；浮数有力多为风热致病；浮而紧为寒邪客表；虚浮无力多为血虚。同时认为当寸、关、尺三部不同区域出现浮脉时，主病也有不同，如寸部浮脉，多因风邪上扰或风痰侵袭上焦，可见头痛、眩晕、视物昏花等表现；关部浮脉，多因肝旺脾虚、肝脾不调所致；尺部浮脉，常见小便不利等下焦症状。

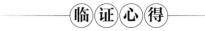

许叔微治一酒客，感冒风寒，倦怠不思饮食，已半月矣。睡后发热，遍身疼如被杖，微恶寒，六脉浮大，按之豁然。作极虚受寒治之，用六君子加黄芪、当归、葛根，大剂与之，五服后遍身汗出如雨，得睡，诸证悉平。

按语：许叔微所治患者，因长期饮酒导致素体亏虚，又因感受风寒之邪而发病，此乃正气不足，复感外邪之证。此患者脉象"浮大，按之豁然"。主病诗有云"浮脉为阳表病居""浮大中空乃是芤"。单纯浮脉见于表证，而脉浮而中空乃是脉道不充、阳气虚浮之象。故许氏治疗用六君子补中益气为主，加黄芪补益正气、透邪外出，葛根升阳透表，当归养血温经。服药后汗出遍身，温通体表之气血，则寒热随解、身疼自除；病去神安，则得睡矣。

医案举例

缪某，女，32岁，巢湖中庙镇人。2002年11月6日初诊。咳嗽年余，畏寒无汗，鼻流清涕，咳痰稀白，胸片提示右肺纹理增多，其他未见异常，舌淡苔薄，脉来浮缓。此乃风寒束表，失其宣肃，邪逼于表之象。拟予疏解散寒、宣肺止咳法为治。方用杏苏散加减（苏叶梗6g，荆芥穗10g，炒杏仁10g，信前胡10g，广陈皮10g，姜半夏10g，炙麻黄3g，炙桔梗10g，金沸草10g，蝉蜕5g，粉甘草5g）。

按语：此患者咳嗽虽缠绵日久，但其畏寒无汗，鼻流清涕，咳痰稀白仍责之风寒客表，束肺不宣而至咳嗽，鼻流清涕等表寒之症。主病诗中提到"迟风数热紧寒拘"，浮而迟缓多为风邪致病，此患者脉来浮缓，故徐老认为其乃外感风邪之表证，治疗时用解表散寒之法。

二、沉脉阴

原文

沉脉，重手按至筋骨乃得。《脉经》。如绵裹砂①，内刚外柔。杨氏。如石投水，必极其底。

沉脉法地，有渊泉在下之象。在卦为坎，在时为冬，在人为肾。又谓之石，亦曰营。太过则如弹石，按之益坚，病在外也。不及则气来虚微，去如数者，病在中也。《脉诀》言："缓度三关，状如烂绵者，非也。"沉有缓数及各部之沉，烂绵乃弱脉，非沉也。

【体状诗】

水行润下脉来沉，筋骨之间软滑匀，
女子寸兮男子尺②，四时如此号为平。

【相类诗】

沉帮筋骨自调匀，伏则推筋着骨寻，
沉细如绵真弱脉，弦长实大是牢形。

沉行筋间，伏行骨上，牢大有力，弱细无力。

---

① 如绵裹砂：形容沉脉的脉象如同绵帛包裹砂石，外表柔软，内里刚劲。

② 女子寸兮男子尺：指女子常出现寸部沉脉，男子常出现尺部沉脉，此为性别差异所致。

【主病诗】

沉潜水畜阴经病①，数热迟寒滑有痰，

无力而沉虚与气，沉而有力积并寒②。

寸沉痰郁水停胸③，关主中寒痛不通④，

尺部浊遗并泄痢⑤，肾虚腰及下元疼⑥。

沉脉主里，有力里实，无力里虚，沉则为气，又主水畜，沉迟痼⑦冷，沉数内热，沉滑痰食，沉涩气郁，沉弱寒热，沉缓寒湿，沉紧冷痛，沉牢冷积。

点 评

本节对沉脉的脉形特征、主病及脉象鉴别都作了较为全面的论述。沉脉的脉象需重按触近筋骨，"如石投水"按到底才能摸到，指下触感如软帛包裹砂石，外表柔软，实则内部刚劲有力，《古今医统大全》云："轻按全无，重乃应指，深按有力。"亦如杨氏（杨玄操）所云"内刚外柔"之象。与沉脉相类似的脉象有伏脉、弱脉和牢脉，相互之间应有所鉴别。四种脉象脉位相似，行之于筋骨之间，均需重按，但沉脉表现为"软滑匀"，在筋骨之间柔和均匀的搏动；伏脉需"推筋着骨"重按至筋骨方可寻得；弱脉表现为"沉细如棉"的无力虚象；牢脉表现为"弦长实大"，即脉沉而弦大有力。

沉脉也不全是病理脉象。生理状态下，因男女、胖瘦体质不同，常人身上也会出现沉脉，女性常表现为阳气相对不足，男性常表现为阴津相对不足，正如体状诗中所言"女子寸兮男子尺"，指明女子常在寸部出现

---

① 沉潜水畜阴经病：沉脉可见于水饮内停的阴经病变中。水饮为有形实邪，蓄积于体内易阻滞气机，致气血运行不畅，故见沉实有力之脉象。畜（xù 蓄），同蓄。

② 沉而有力积并寒：积，指痰食等邪气积聚而形成固定不移的有形包块，多为实证。

③ 寸沉痰郁水停胸：寸部沉脉，常见于痰饮停于胸部的上焦病症。

④ 关主中寒痛不通：关部沉脉，常见于中焦脾胃受寒、寒凝气滞而致的中焦脘腹疼痛。

⑤ 尺部浊遗并泄痢：淋浊、遗尿、遗精、泄泻、痢疾等下焦疾病可在尺部触及到沉脉。

⑥ 肾虚腰及下元疼：尺部可反映肾的病变，肾虚腰痛，则可触及尺部沉脉。疼（tōng 通），同痛，疼痛之意。

⑦ 痼（gù 固）：久病，此处指内寒日久。

沉脉，男子常在尺部出现沉脉，四季均是如此亦为平脉；张仲景《伤寒杂病论》中提出"肥人当沉"，这是由于肥胖人群皮下脂肪较厚，脉位较深，故常见沉脉。病理状态时，沉脉的形成受邪气和正气两个方面的因素影响：或因邪伏于里，气血被遏，脉气内敛，不能充达于外所致；或因正气不足，脉气鼓动无力，失于敷布、失于升举所致。沉脉主里证，还应辨清有力与无力，有力为积滞或实寒等里实证，无力为里虚证。沉脉亦可主水饮内停之阴经病证，其余尚有沉数主里热证，沉迟主里寒证，沉滑主痰饮。三候见沉脉，也有不同的意义，如寸部沉脉，常见于痰饮停于胸部的上焦病症；关部沉脉，常见于中焦脾胃受寒、寒凝气滞而致的中焦脘腹疼痛；尺部沉脉，常见于淋浊、遗尿、遗精、泄泻、痢疾、肾虚腰痛等下焦疾病。

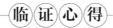

徐某，26岁，二月初十日初诊，酒客。脉弦细而沉，喘满短气，胁连腰痛，有汗，舌白滑而浓，恶风寒，倚息不得卧，此系内水招外风为病，小青龙去麻辛证也。予以桂枝、干姜、杏泥、炒白芍、生姜、半夏、炙甘草、制五味、旋覆花等药治之。

按语：酒为湿热之品，《本草纲目》云"痛饮则伤神耗血，损胃亡精，生痰动火"，久饮者易损伤脾胃之痰饮内生。此患者为酒客，平素体内痰饮日久，暗耗神血，故见脉象弦细而沉；喘满短气，胁连腰痛，舌苔白滑均为水印停聚胸中之征象；加之复感风寒，则见恶风寒；此外寒引动内饮所致外寒里饮之证，治宜解表散寒、温肺化饮，方用小青龙汤加减。

医案举例

朱某，女，64岁，2002年1月4日就诊。因"咳嗽半年"就诊，诉半年来咳嗽，经中西药物治疗无效。现症：咳嗽剧烈时则遗尿，经常因遗尿而内裤潮湿，纳呆，失眠，乏力。舌苔白，脉沉弦细。辨证为气阴两虚，痰郁气结；予以咳嗽遗尿方加减治疗（柴胡10g，当归10g，白芍10g，麦冬10g，五味子10g，半夏10g，陈皮10g，党参10g，青皮10g，黄芩10g，紫菀10g）。

按语：咳嗽遗尿早在《黄帝内经》中就有记载："肾咳不已，则膀胱受之，膀胱咳状，咳而遗溺。"张景岳认为咳嗽遗尿乃"真阴不足，虚火内动，脏热入腑，里热外达，热则张而不受，或真阳不足，肾和膀胱摄纳无权，从而出现咳而兼喘，小便不利，咳而遗尿的症状"。此患者脉象沉弦细，"沉脉主里""无力里虚"，故朱老认为其是肝肾亏虚之象，故治疗以补肝肾之气阴，理肺化痰饮。用柴胡、当归、白芍、党参、麦冬、五味子理肝气，补肝肾气阴；半夏、陈皮、青皮、紫菀理肺化痰饮；佐用黄芩清肺中热。

三、迟脉阴

原文

迟脉，一息三至，去来极慢。《脉经》。

迟为阳不胜阴，故脉来不及。《脉诀》言"重手乃得"，是有沉无浮。一息三至，甚为易见。而曰"隐隐"、曰"状且难"，是涩脉矣，其谬可知。

【体状诗】

迟来一息至惟三，阳不胜阴气血寒[①]，

但把浮沉分表里，消阴须益火之原[②]。

【相类诗】

脉来三至号为迟，小駃于迟作缓持[③]，

迟细而难知是涩，浮而迟大以虚推。

三至为迟，有力为缓，无力为涩，有止为结，迟甚为败，浮大而软为虚。黎氏曰：迟

---

① 阳不胜阴气血寒：阳气虚弱，则阴气相对亢盛，阴为寒邪，寒性凝滞，从而导致寒凝血滞故出现迟脉。

② 消阴须益火之原：指阳虚不能制阴而使阴寒之气相对偏盛的病症，宜采用"补阳以抑阴"的治法。

③ 小駃于迟作缓持：缓脉的脉象比迟脉稍快而比常人稍慢的脉象。駃（kuài快），古通快，迅疾之意。

小而实，缓大而慢，迟为阴盛阳衰，缓为卫盛营弱，宜别之。

【主病诗】

迟司脏病或多痰，沉痼癥瘕仔细看[①]，

有力而迟为冷痛，迟而无力定虚寒。

寸迟必是上焦寒，关主中寒痛不堪，

尺是肾虚腰脚重，溲便不禁疝牵丸[②]。

迟脉主脏，有力冷痛，无力虚寒，浮迟表寒，沉迟里寒。

点 评

本节对迟脉的脉象、脉理机制、主病及分部主病都作了较为全面的论述。迟脉的脉象是在一次呼吸时间内仅能三次搏动，表现为缓慢之象。此因阳不胜阴的阳虚之证，阳气不足则鼓动脉气无力所致。脉迟是缘于气血运行的迟滞，而导致的原因，不外乎正气虚衰、气血不振，或邪气阻滞、气血不得畅达，因此脉去来迟慢。如《伤寒论》第50条云："脉浮紧者，法当身疼痛，宜以汗解之。假令尺中迟者，不可发汗。何以知然？以荣气不足，血少故也。"此处指尺部若见脉象迟慢而无力，此为营血不足，不能鼓动脉搏所致，不可妄用汗法发之。《金匮要略·呕吐哕下利病脉证治第十七》曰："下利脉迟而滑者，实也。利未欲止，急下之，宜大承气汤。"此阳明腑实大承气汤证所见脉迟为腹满便闭或食滞中焦，气机不畅导致的脉为之濡滞不利。脉迟慢之中必兼躁动不安之象，且按之有力。因此，同为迟脉，既可主寒、虚，也可主实、热。寸部见迟脉多主上焦寒性病变；关部见迟脉多主脾胃失调，脘腹冷痛；尺部的迟脉，多主肾虚腰酸腿软，两足沉重无力，或见于二便失禁及寒病作痛的下焦病变。《诊家正眼》曰："迟脉主脏，其病为寒。寸迟上寒，心痛停凝。关迟中寒，结挛筋。尺迟火衰，溲便不禁；或病腰足，疝痛牵阴。"可见寒、热、虚、实皆可见迟

---

① 沉痼癥瘕仔细看：痰浊阻滞、气滞血瘀等有形之邪结聚于内，故脉道不通利，故见迟脉。癥瘕：病名，是指腹腔内包块积聚，多于气滞血瘀而致，其中包块固定不移者为癥；包块时有时无为瘕。

② 溲便不禁疝牵丸：尺为肾脉所司，迟主阳衰阴盛，故尺部见迟，则为肾阳虚衰之脉象，肾阳虚者则可见大小便失禁等封藏失司的表现。也可见于寒疝少腹疼痛牵引至睾丸。

脉，临证必须详细审因辨脉。治疗上宜采用"补阳以抑阴"的治法，《素问·至真要大论》："诸寒之而热者取之阴，热之而寒者取之阳，所谓求其属也。"唐代王冰对此句进行了注释，其解释为"壮水之主，以制阳光；益火之源，以消阴翳"。"补阳以抑阴"的治法后人简称为益火消阴或扶阳追阴，即用扶阳益火之法，以消退阴盛。常用于肾阳不足，命门火衰而出现阴盛寒证者。症见腰脊酸痛、脚软身冷、阳痿滑泄、少腹拘急、小便不利或清长，舌淡体胖、脉沉细数等，法当温补肾阳、消除阴寒。

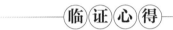

临证心得

己巳六月，在南省藩台郑公署中，时有一令亲，年未四十，自都门至南省，兼程而行，进署后四五日，渐觉浑身筋骨及肩背腰膝处处皆痛，每日午后便觉发寒，晚则轻轻发热，至天明口干舌涩，不喜饮食。省中医人有作疟疾治者，云是一路受热，用清散之剂，愈困。又有作风治者，云是途中遇风雨，风寒入骨，所以作痛，用驱风药，日渐软倦，不能举步。余为诊之，脉迟涩软缓。告之曰："怯寒发热，非疟也，由于阴阳不和；其遍身筋骨痛，非风也，由于气血衰败，此劳倦内伤之证，只宜一味补养气血。"用十全大补加五加皮一钱，重用人参、当归，去肉桂，换做附子，以肉桂伐肝，肝主筋，今筋脉疼痛，则肝衰不宜再伐，用附子则能行参芪之功，又入肾，肾主骨，今骨痛，故更相宜。服四剂而精神强旺，寒热止，疼痛俱减其半。再如前方，每剂加鹿角胶四钱，服十余剂而健饭，能步履，强旺如初。

按语：此患者因舟车劳顿，兼程赶路，出现周身筋骨疼痛，且有寒热往来之象。前人当疟疾和风邪致病治之无效，且"日渐软倦，不能举步"。吴氏查其脉象，为"迟涩软缓"，此乃一派虚象，故此认为此人"怯寒发热，非疟也，由于阴阳不和；其遍身筋骨痛，非风也，由于气血衰败，此劳倦内伤之证"。正如迟脉主病诗中所云："迟细而难知是涩，浮而迟大以虚推。"迟脉主脏，多为内伤病证；迟细无力，脉来不畅者为涩，则多为气血亏虚，无力鼓动所致。故吴氏以补气养血之剂投之，诸症皆除。

——— 医案举例 ———

郗某，男，38岁。头晕、心慌、胸闷反复发作6个月。重度时突然昏扑，小便失禁，旋自醒来。刻下：面色黧黑，形容憔悴，消瘦、神疲、乏力肢软，唇暗、舌淡紫多津，伴见数块紫色瘀斑，舌下多红色络脉瘀点，舌下静脉瘀紫同蚯蚓状。六脉沉细迟缓，重按若无，结代促脉频现。

按语：迟脉，本质为阴盛阳衰之脉。体状诗"迟来一息至惟三，阳不胜阴气血寒"，是由于阳气不足，鼓动脉气无力所致。此患者六脉沉细迟缓，重按若无，"无力虚寒""沉迟里寒"，故其基本病机乃是心气衰惫、心阳虚衰所致。气虚则见神疲乏力、形容憔悴；心阳不振，则鼓脉无力；血行不畅，则见唇暗舌紫、脉来迟缓。

四、数脉阳

原文

数脉，一息六至。《脉经》。脉流薄疾①。《素问》。

数为阴不胜阳，故脉来太过。浮、沉、迟、数，脉之纲领。《素问》《脉经》皆为正脉，《脉诀》立七表八里，而遗数脉，止謌②于心脏，其妄甚矣。

【体状诗】

数脉息间常六至，阴微阳盛必狂烦③，

浮沉表里分虚实④，惟有儿童作吉看。

---

① 脉流薄疾：热行血中，气血运行加速，故脉数而快。薄（pò 迫），通"迫"。

② 謌（gē 歌）：同歌。

③ 阴微阳盛必狂烦：数脉主热证，多为阴虚或者阳虚阴相对偏胜所致的热证，热扰心神多表现为心烦，甚至烦躁。

④ 浮沉表里分虚实：按诊脉为数脉时，还要注意分清部位的深浅和按诊力度的强弱。浮数为表热，沉数为里热，数而有力为实热，无力而数为虚热。

【相类诗】

数比平人多一至，紧来如数似弹绳，

数而时止名为促，数见关中动脉形。

数而弦急为紧，流利为滑，数而有止为促，数甚为疾，数见关中为动。

【主病诗】

数脉为阳热可知，只将君相火来医[1]，

实宜凉泻虚温补，肺病秋深却畏之[2]。

寸数咽喉口舌疮[3]，吐红咳嗽肺生疡，

当关胃火并肝火，尺属滋阴降火汤[4]。

数脉主腑，有力实火，无力虚火，浮数表热，沉数里热，气口数实肺痈，数虚肺痿。

□ 点 评

本节对数脉的脉形特征、相似脉以及所主的病进行了详细介绍。数脉脉来急促，若火热暑邪侵犯人体，邪热鼓动，血行加速，脉象可见数脉。此外，《景岳全书·脉神章》记数脉"为寒热，为虚劳，为外邪，为痈疡……久数者必虚损"，又曰："凡患虚损者，脉无不数，数脉之病，惟损最多，愈虚则愈数。"可知数脉不独热证，亦可见于虚证。邪热内盛，迫血妄行，血流加速，冲击脉管，应指为数，邪加于阳，阳偏盛，阴不胜阳，则脉来急数，形成数脉。阴虚内热、阴液亏虚不能制约阳气，阳热之气相对偏旺而生内热，鼓动气血运行加速，脉流应指为数。气虚、阳虚正气虚衰，气血张皇，奋力鼓搏以自救，故脉来急迫，形成数脉，必数而有力。若元阳虚衰至极，阳不制阴，偏盛之阴盘踞于内，逼迫虚阳浮越于外之数脉，轻取兼见脉浮洪大，重按则极细极软而无根。但是数脉多主热证，血得温则行、得寒则凝，邪热亢盛于内。热迫血妄行，运行加速，心脏搏动增快，故触及到的脉象在一次呼吸时间内的脉跳约为 6 次。数脉的

---

[1] 只将君相火来医：君火为心火，相火为肾火，数脉主热证，多表现为心火和肾火。

[2] 肺病秋深却畏之：肺为娇脏，秋季燥邪易损肺阴，故原有肺部疾患者自然病情愈重。

[3] 寸数咽喉口舌疮：寸部数脉主上焦火盛证，故可见咽喉肿痛、口舌生疮。

[4] 尺属滋阴降火汤：尺部见数脉多主阴虚火旺证，自当应用滋阴降火之法治之。

热证多属阳，多表现为心经、肾经的火热病变。实热者，用苦寒法泄热，虚热者，用温补法。寸部的数脉主上焦病变，可见咽喉肿痛、口舌生疮；或因肺热脓疡而出现咳嗽、咳血。关部主胃火和肝火。尺部数脉多主阴虚火旺，应采用滋阴降火之方。但要注意的是，小儿的脉一般快于正常，不可视与病脉。

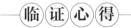

临证心得

　　程孺人黄氏春温过时热病。程孺人黄氏，予之内亲也，发热头痛，遍身如煅，口渴，谵语，饮食不进。先已迎程文峰氏疗之，认为痛风症，授以蜡丸及辛温之剂进之。余适至，为之诊，六部弦而洪数，视其舌，皆沉香焦燥、芒刺、深浓，神渐昏沉。乃语之曰：此春温过时热病也，法宜清解。彼视为痛风而用辛温，是谓如火益热，适足以戕生，非卫生也。方和宇氏亦以予言为是，乃用石膏五钱，知母、麦冬各三钱，竹茹、甘草、黄连各一钱，生姜三片。一帖而神清，再帖汗津津出，始能言，热解食进，又两帖，一身轻快，自能坐立。再用薏苡仁、麦冬、白扁豆、甘草、黄连、白芍药、香薷、白茯苓调养而愈。

　　按语：数脉乃是火热证之象，"有力实火，无力虚火"。程孺人黄氏，左、右寸关尺皆"弦而洪数"，乃实火之证。其发热头痛、口渴谵语，已是邪火内陷、扰乱心神之象。孙一奎予以石膏、知母、黄连等苦寒之品清泄内火；麦冬滋阴防热汗太过而伤阴；配伍竹茹清化中焦痰热，助以醒神；生姜温中，佐制苦寒之品损伤脾阳；甘草调和诸药。待汗出热解，神清身轻，再予以健脾化湿之品调养。

医案举例

　　王某，男，64岁。2003年8月15日初诊。患者以石匠为业。久劳伤肺，而致胸闷背痛，时而闷咳少痰，由于病延日久症状渐次加重，近两年来，一到炎夏则出现持续性恶寒发热，体温高达39.5℃以上，热后汗出而不得解，持续多日，因在当地医治无效，故来我院求治于中医。其主症口苦溲黄，口渴喜饮，饮食少进，体软乏力，舌红苔滑，脉弦数。检查提示右肺尖部陈旧性结核，右肺中叶外带斑片状模糊影。综合脉症乃热毒内伏，邪及少阳，木火刑金，肺失宣通之象。拟予和解少阳、清热肃肺法为治。予以南、北沙参各12g，柴胡12g，黄芩10g，桔梗10g，青蒿15g，连翘10g，生石膏15g，淡竹叶10g，杭麦冬15g，土鳖虫10g，芦根20g，甘草6g。进药一周，周身热解，诸症悉减，唯舌苔未退，故守原方去石膏、麦冬、竹叶，加冬瓜仁15g、佩兰梗10g、车前草15g以化湿清利。药后痊愈。

按语：数脉属阳，主热证。此患者因久劳伤肺，邪气久伏于里，成为"伏邪"。徐老认为"所谓'伏'者，乃湿毒深藏于内，移时而发，因为伏气属温，温者为热，故往往多发于夏秋之际"，每至夏季炎热之际，外部热毒诱发伏温发为此病，乃为伏温病。《素问·生气通天论》"伏邪温病……未有不及少阳"，此患者有汗出热不退，脉弦数及寒热往来之象。故徐老认为其病机为"热毒内伏，邪及少阳"，治疗当和解少阳、清热肃肺为要。

五、滑脉 阳中阴

原文

滑脉，往来前却①，流利展转，替替然②如珠之应指。《脉经》。漉漉如欲脱③。

滑为阴气有余，故脉来流利如水。脉者，血之府也，血盛则脉滑，故肾脉宜之，气盛则脉涩，故肺脉宜之。《脉诀》云"按之即伏""三关如珠""不进不退"，是不分浮滑、沉滑、尺寸之滑也，今正之。

【体状相类诗】

滑脉如珠替替然，往来流利却还前。

莫将滑数为同类，数脉惟看至数间。

---

① 往来前却：却，原为郤，据人卫版改之，此处意为"退"。滑脉搏动，一往一来，一前一后。

② 替替然：持续不停歇的样子。

③ 漉漉如欲脱：像水流不停歇，一往无前的流动着。漉漉，此处意为"水流动"。

滑则如珠，数则六至。

【主病诗】

滑脉为阳元气衰，痰生百病食生灾，

上为吐逆下蓄血，女脉调时定有胎。

寸滑膈痰生呕吐，吞酸舌强或咳嗽，

当关宿食肝脾热，渴痢癫淋^①看尺部。

滑主痰饮，浮滑风痰，沉滑食痰，滑数痰火，滑短宿食，《脉诀》言："关滑胃寒，尺滑脐似冰^②。"与《脉经》言，关滑胃热，尺滑血蓄，妇人经病之皆相反，其谬如此。

点　评

本节对滑脉的脉形特征、脉理机制、主病及脉象鉴别都作了较为全面论述。滑脉的搏动，是很流利地旋转着，仿佛一颗圆滑的珠子在指下转动，同时又像水流不停歇，一往无前的流动着。《辨证脉学》从现代研究的角度，主要阐述了滑脉形成机制。书中提到，黏度是流利度变化的一种量度，黏度小会造成摩擦力小，而液体运行流利度加大；黏度大会造成摩擦力大，而液体运行流利度减小。以此表明，滑脉主要表现在流利度的改变。《脉经》云"漉漉如欲脱"，即认为滑脉有脉位浮的特点；《察病指南》中提到"滑脉有力替替然"，同样认为滑脉亦有脉力强的特点。《脉诀》云："按之即伏，三关如珠，不进不退。是不分浮滑、沉滑、尺寸之滑也。"滑脉也不全是病理脉象，常人脉滑而缓和，提示营卫充实，气血充盈之象。《医学探骊》记载："滑与涩对，以体状言。"由此可见滑脉与涩脉相对。滑脉要与数脉相鉴别，滑脉往来流利，应指圆滑；数脉往来较快，一息超过五至。滑脉常见于痰饮内盛、风痰上壅、饮食停滞诸种病变，或者上逆而为呕吐，或者下瘀而成蓄血等证。《金匮要略·呕吐哕下利篇》："下利，脉反滑者，当有所去，下乃愈，宜大承气汤。"《金匮要略·水气篇》："寸口脉沉滑者，中有水气，面目肿大，有热，名曰风水。"二者均对滑脉主症进行介绍。

---

① 渴痢癫淋：消渴、痢疾、癫疝、淋病。癫（tuí 颓），同㿉，阴囊肿大。

② 冰：原为水，据人卫版改之。

临证心得

经停三个月，曾经患暑邪十五日。今邪净胃开，而六脉弦大，稍有数意，是素属阴虚有热之体，若以孕论，脉欠静缓。大凡孕脉，初时喜静小也，过于有力，每服不稳。兹尚未确，宜以凉滋肝分。药后暑湿已余，热去，小溲长，胃渐开，是邪当净。述左手沉部有力且数，大凡左手属血，是血分之热矣。今日右手颇有收敛之象，而关脉颇滑利有神，左关较前亦当收小，是属震象矣。兹惟有时腹中痛，且胃胀，再拟调肝保元法。

按语：主病诗中"女脉调时定有胎"，此医案中患者初诊时六脉弦大，稍有数意，未显滑脉之象。医者张畹香予以凉滋肝分法投之，药后右手颇有收敛之象，而关脉颇滑利有神，左关较前亦当收小，《四言举要》云："尺脉滑利，妊娠可喜，滑瘦不散，胎必三月。"此医案中脉象与原文所及描述似吻合。患者仍时腹中痛，且胃胀，正如滑脉主病诗中所云："当关宿食肝脾热，渴痢癫淋看尺部。"滑脉所反应的多为痰湿、食积和实热等病症。患者六脉仍弦，故医者张畹香再拟调肝保元法投之，诸症皆除。

医案举例

陈某，女，76岁，2013年12月15日初诊。因"胃脘部剧痛2小时"就诊，缘于2小时前食用拌面后开始出现胃脘部疼痛，痛甚需椅伏或端坐，未经诊治，由其女搀扶行走，急求于中医治疗。辰下：胃脘部剧痛，攻撑胀满，甚及两胁；无胸闷痛、呕吐痰涎、嗳腐吞酸、嘈杂不适；不思饮食，大便数日未行，艰涩难排，欲触其腹部，却频频以手拒之；夜寐尚可，口干不苦；舌淡红，苔白厚，脉弦滑。予以保和丸加减治疗（山楂10g，莱菔子10g，神曲10g，陈皮10g，姜半夏10g，茯苓10g，连翘10g，麦芽10g，谷芽10g，厚朴8g，槟榔10g）

按语："滑脉为阳元气衰，痰生百病食生灾"，滑脉常见于痰饮内盛、风痰上壅、饮食停滞诸种病变。此患者为老年女性，元气相对青壮年较虚；又因其伤食后出现胃脘疼痛，此乃饮食停滞，胃气失和所致。《金匮要略·腹满寒疝宿食病脉证治》言："病者腹痛，按之不痛为虚，痛者为实。"患者频频拒按、大便秘结，证属邪实，故治疗用保和丸消食导滞、和胃止痛，酌加厚朴、槟榔行气消胀。

六、涩脉阴

原文

涩脉，细而迟，往来难，短且散，或一止复来。《脉经》。叁伍不调[①]。《素问》。如轻刀刮竹。《脉诀》。如雨沾沙。《通真子》。如病蚕食叶。

涩为阳气有余，气盛则血少，故脉来蹇滞，而肺宜之。《脉诀》言：指下寻之似有，举之全无。与《脉经》所云，绝不相干。

【体状诗】

细迟短涩往来难，散止依稀应指间。

如雨沾沙容易散，病蚕食叶慢而艰。

【相类诗】

叁伍不调名曰涩，轻刀刮竹短而难。

微似秒芒微软甚，浮沉不别有无间。

细迟短散，时一止曰涩。极细而耎，重按弱绝曰微。浮而柔细曰濡，沉而柔细曰弱。

【主病诗】

涩缘血少或伤精，反胃亡阳[②]汗雨淋。

寒湿入营为血痹，女人非孕即无经[③]。

【分部诗】

寸涩心虚痛对胸，胃虚胁胀察关中。

尺为精血俱伤候，肠结溲淋或下红[④]。

涩主血少精伤之病，女人有孕为胎病，无孕为败血。杜光庭云：涩脉独见尺中，形散

---

① 叁伍不调：即三五不调，指脉象艰涩不畅，节律不齐，不相协调。

② 亡阳：亡阳，一种证名，以阳气失亡、大汗淋漓不止为主症。

③ 无经：此处意为"无月经、闭经"。

④ 下红：此处意为"尿血、便血"。

同代，为死脉。

点 评

　　本节对涩脉的脉形特征、脉理机制、主病及脉象鉴别都作了较为全面的论述。《脉经》云："涩脉，细而迟，往来难，短且散，或一止复来。"指出了涩脉"细、迟、止、散、往来难"五个特征。体状诗中"细迟短涩往来难，散止依稀应指间"，认为涩脉是"细、迟、短、止、散、往来难"六个特征。涩脉脉形细小而短，"细"，脉形如线。"短"，不及本位，关脉明显，寸脉与尺脉之位缩短。李中梓《诊家正眼》云："涩脉蹇滞，如刀刮竹；迟细而短，三象俱足。"脉来艰涩，如轻刀刮竹，滞涩不滑利，与滑脉相对，与散脉和歇止脉相似，但它既不是漫无根蒂的散脉，又无歇止，只是与"如雨沾沙"和"病蚕食叶"相似，主要是迟慢而不流利。微脉脉来软弱，有如禾芒般微细，无论在浮部或沉部，都似有似无；濡脉浮而柔细；弱脉沉而柔细，因此与涩脉截然不同。《脉诀》云："指下寻之似有，举之全无。"对涩脉的描述更为形象。涩脉主气滞血瘀、津亏血少。因津亏血少，不能濡养经脉，血行不畅，脉气往来艰涩，故脉涩无力。因此亡阳津液大伤，常见涩脉；妇女有孕常见滑脉，如见涩脉，便为血不足以养胎；无孕而见涩脉，则为精血枯竭，难以受孕。心血虚损导致胸部疼痛着，其寸脉多见涩。脾胃虚弱，致两胁气滞胀满者，关脉多见涩。下焦精血两伤致肠结便秘、小便淋沥、肠风下血等证的，尺脉多见涩。

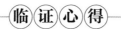

　　患者舌白体肥，胃不甚开，大便易溏，或时作嘈，诊脉短涩。在抵脾胃多湿痰，拟祛痰益脾。七日后复诊两手，皆较前大而有力，右滑利，惟左手尚涩，左手属血，涩属血虚。

　　按语：涩主血少精伤、血虚久病。医案中患者胃不甚开，大便易溏，或时作嘈，诊脉短涩，原文中似无直接对照解释，但细究，与原文"胃虚胁胀察关中"相吻合。脾胃虚弱，致两胁气滞胀满者，关脉多见涩，患者便溏日久，脾胃已虚，因此诊脉短涩，"涩脉，细而迟，往来难，短且散"。涩在短中求，短脉是构成涩脉的基本脉象之一。医者张畹香诊治过程中不仅考虑到患者痰湿阻滞，予以祛痰化湿法投之，亦重视益脾。可见医者考虑到涩脉亦主脾胃虚弱之症。主病诗中"涩缘血少或伤精"，气血亏虚，正气不足，气为血之帅，气不足则血行无力，血液流动速度缓慢，所因此出现涩脉，这种原因引起的涩脉，不耐重按，脉搏跳动无边，常伴有气虚乏力、少气懒言、面色无华、精神不振等虚性症状。

医案举例

王某，女，40 岁，合肥人，1995 年 10 月 16 日初诊。患者眩晕病史数年，经诊为梅尼埃病。不时发作头晕，今检查又提示有椎－基底动脉供血不足。临床表现为头晕目眩，泛泛欲吐，动则欲仆，行不自持，心悸自汗，左上肢发麻。月事周期虽属正常，但血紫兼块，脉象弦涩，舌现瘀斑。此乃肝郁气逆，升降失衡为患。拟用逍遥散出入为治。

按语：涩脉常见于血瘀、血虚、气虚等病症。此患者眩晕日久，时有心悸自汗，月事色紫夹杂血块，舌有瘀斑等，均为体内瘀血内生、阻滞气机。脉道气机不畅，则血行无力，故脉象往来涩滞不滑利，似"轻刀刮竹"之象。治疗用逍遥散疏肝解郁，调理周身气机，气行则血行，血行则瘀祛。

七、虚脉阴

原文

虚脉，迟大而软，按之无力，隐指豁豁然空[①]。《脉经》。

崔紫虚云：形大力薄，其虚可知。《脉诀》言：寻之不足，举之有余。止言浮脉，不见虚状。杨仁斋言：状似柳絮，散漫而迟。滑氏言：散大而耎，皆是散脉，非虚也。

---

① 隐指豁豁然空：虚脉隐隐伏于指下，沉取指下有空虚的感觉。

【体状相类诗】

举之迟大按之松，脉状无涯类谷空①。

莫把芤虚为一例，芤来浮大似慈葱②。

　　虚脉浮大而迟，按之无力。芤脉浮大，按之中空，芤为脱血。虚为血虚，浮散二脉见浮脉。

【主病诗】

脉虚身热为伤暑，自汗怔忡惊悸多；

发热阴虚需早治，养营益气莫蹉跎③。

血不荣心寸口虚，关中腹胀食难舒④；

骨蒸痿痹伤精血，却在神门⑤两部居。

　　《经》曰：血虚脉虚。曰：气来虚微为不及，病在内。曰：久病脉虚者死。

点 评

　　本节论述了虚脉的脉象特征、脉理机制、主病及意义。从脉形特征来看，虚脉脉势迟缓无力，脉体宽大，但按之空虚。李中梓在《诊家正眼》中言："虚合四形，浮大迟软，及乎寻按，几不可见。"张璐在《诊宗三昧》中曰："虚脉者，指下虚大而软，如循鸡羽之状，中取重按，皆弱而少力，久按仍不乏根。"归纳历代医家观点，虚脉兼有浮、大、迟、软，按之无力、空等特点。《千金要方》引用了《脉经》原文，提出虚脉脉形有迟、大、软、空四个条件，但在临证中虚脉并不全都具备这四个条件，尤其不具备迟这个条件。虚迟脉主寒不主虚，在临证中虚脉与数脉相兼的病证很多，所以把迟算作虚脉的一个形成条件是不合理的。故虚脉是否必兼迟脉，近代医家持否定意见。

---

①　脉状无涯类谷空：指虚脉的脉象指下豁然空虚，像无边无际空旷的山谷一样。

②　慈葱：食用葱的一种。

③　蹉跎：时间白白地耽误，虚度光阴。此处指疾病应早治疗，以免错失治疗时机，延误病情。

④　食难舒：指脾胃气虚所致饮食物运化不畅，积于胃肠的脘腹胀，纳食不化。

⑤　神门：尺部脉的别名，非手少阴心经的"神门穴"。王叔和《脉经》言："神门决断两在关后。"

关于脉象鉴别，《诊家正眼》认为虚之为义，中空不足之象也，专以软而无力得名也。夫虚脉按之虽软，犹可见也；散脉按之绝无，不可见也。虚之异于濡者，虚则迟大而无力，濡则细小而无力也。虚之异于芤者，虚则愈按而愈软，芤则重按而仍见也。虚脉应与芤脉相鉴别，芤脉脉形虽有浮大而软，但如按葱管，两边有力，中间空虚。

就脉理机制及主病而言，虚脉与气血不足有关，气虚无力运行血液，搏击力弱，故脉来无力；同时气虚不敛则脉管松弛，按之空豁；血虚不足以充养脉气，则脉细松软而大。虚脉主虚证，凡阴阳气血脏腑诸虚皆可见此脉。临床中厥冷、虚劳、遗精、盗汗、肺痿等出现虚脉的时候较多。《金匮要略·血痹虚劳病脉证并治》曰："夫男子平人脉大为劳，极虚亦为劳。"《诊家正眼·诊脉法象论》曰："虚主血虚，又主伤暑。"虚脉以寸部显著者为肺气虚，关部显著者为肝气虚或脾气虚，尺部显著者为肾气虚，若三部脉皆虚象显著，则为五脏之气俱虚。《伤寒论》云："伤寒五六日，不结胸，腹濡脉虚复厥者，不可下，此亡血，下之死。"此为血虚致厥。

常见的兼脉主病有：虚而浮为表虚不固；虚而沉为里虚内损；虚而迟为阳虚内寒；虚而数为阴虚内热；虚而大为阴虚气弱；虚而涩为阴虚不足。

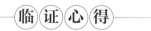

临证心得

洪楚峰孝廉病，遣使延诊，问其使曰：何疾？曰：中风。问：年几何？曰：耋矣。予曰：殆证也。辞不往，使者强之，将及门，闻邻人语云：病将就木，医来何为，若能起之，其卢扁乎？入视身僵若尸，神昏不语，目阖口张，声鼾痰鸣，遗尿手撒，切脉虚大歇至。予曰：此中脏也。高年脏真已亏，况见五绝之候，不可为矣。其弟曰：固知病不可为，然尚有一息之存，安忍坐视？求惠一方，姑冀万一。勉处地黄饮子，合大补元煎，以为聊尽人事而已。讵意服药后，痰平鼾定，目开能言，再剂神清食进，复诊更加河车、鹿茸，脉证大转，续订丸方付之。半载后，因视他病，过其家，见翁矍铄如常矣。

按语：此案中患者高年脏真已亏，脉虚为五绝之候。同时并见五绝之其他证候：身僵若尸，神昏不语，目阖口张，声鼾痰鸣，遗尿手撒。属脏腑精气大亏之证，故程杏轩予以大补气血阴阳之方，脉证大转，半载后矍铄如常。

医案举例

董女士，34 岁，1952 年 4 月 25 日就诊。孕两月余，大便四日一行，干结不通，脉虚，此为气血皆虚，法以养血濡育。方以当归 9g、川芎 5g、生地炭 5g、杜仲 9g、续断 12g、菟丝子 9g、生白芍 18g、阿胶 6g、砂仁 5g、党参 9g、炙黄芪 9g。继以上法六剂大便畅通。

按语：大便干结，脉虚为气血皆虚，脾气虚弱其运化无力，水谷精液不得传输，糟粕无力运行于大肠，肺气虚其宣降失常，肺与大肠相表里，大肠因气机不利而运行受阻。血虚使肠道失于濡养而结燥。以四物汤加阿胶以养阴血；党参、黄芪以补气；杜仲、续断、菟丝子以补肝肾阴中之阳以安胎。

八、实脉阳

原文

实脉，浮沉皆得，脉大而长微弦，应指愊愊[1]然。《脉经》。

愊愊，坚实貌。《脉诀》言"如绳应指来"，乃紧脉，非实脉也。

【体状诗】

浮沉皆得大而长，应指无虚愊愊强；
热蕴三焦成壮火[2]，通肠发汗始安康[3]。

---

① 愊愊（bìbì 必必）：坚实之感，此处指绷急之状。
② 壮火：出自《素问·阴阳应象大论》；火热强盛之意，此处指实火。
③ 通肠发汗始安康：实热证在病位上有表里之分。在表的实热可解表发汗散热；在里的实热可通过泄火以清除。

【相类诗】

实脉浮沉有力强，紧如弹索转无常[①]；

须知牢脉帮筋骨[②]，实大微弦更带长。

浮沉有力为实，弦急弹人为紧，沉而实大，微弦而长为牢。

【主病诗】

实脉为阳火郁成，发狂谵语吐频频；

或为阳毒或伤食，大便不通或气疼。

寸实应知面热风，咽疼舌强气填胸；

当关脾热中宫[③]满，尺实腰肠痛不通[④]。

《经》曰：血实脉实。曰：脉实者，水谷为病。曰：气来实强是谓太过。《脉诀》言尺实小便不禁，与《脉经》尺实小腹痛，小便难之说相反。洁古[⑤]不知其谬，《诀》为虚寒，药用姜、附，愈误矣。

回 点 评

本节论述了实脉的脉象特征、主病和分部诊脉的临床意义及相似脉的鉴别。从脉象特征来说，实脉大且长，坚实有力，举按皆然，是一切有力的脉象的总称。其主病为实证。《诊家正眼》认为实之为义，邪气盛满。如阳热内盛之三焦火炽，高热谵语，腑实便坚，食滞，痈疡等。常人也可见实脉，为正气充盛之象。身体健壮的青壮年在生理情况下，因气血盈盛，正气充足，脉气鼓搏有力，故脉来有力而且和缓。从西医学的观点来看，体育锻炼可使心肌纤维增粗，心脏肌肉收缩力增强，心脏收缩贮备增加，心每搏输出量增加，则脉显得充实有力。

就脉理而言，邪气亢盛，正气不衰，交争剧烈，气血壅盛，脉道坚实，故见实脉。临床实脉多有兼脉，数实有热，迟实有寒，滑实多兼痰、

---

① 紧如弹索转无常：紧脉虽然也搏动有力，但其特征是脉来绷急，如同牵绳转索。

② 须知牢脉帮筋骨：牢脉虽然也搏动有力，但需要推筋着骨始得，脉位偏沉。

③ 中宫：指中焦，此处指脾胃。

④ 尺实腰肠痛不通：尺部实脉主下焦病变，临床可见腰部疼痛、大便不通等。

⑤ 洁古：金元四大家之一张元素，字洁古。

饮、水、食，弦实则为气滞作痛、疝瘕积聚。《诊家正眼》曰："实而且紧，寒积稽留。实而且滑，痰凝为祟。"《脉理求真》曰："实为中外壅满之象，其在外感而见脉实而浮，则有头痛、发热、恶寒、鼻塞、头肿、肢体疼痛、痈毒等症可察；脉实而沉，则有腹满硬痛等症可察。内伤脉实洪滑，则有诸火、潮热、癥瘕、血瘀、痰饮、腹痛、喘逆等症可察；脉实沉弦，则有诸寒壅滞等症可察。"

从分部诊脉来说，《四诊抉微》实阳篇提到：血实脉实，火热壅结。左寸实者，舌强气壅，口疮咽痛；实在左关，肝火胁痛；左尺得实，便秘腹疼。右寸实者，呕逆咽痛，喘嗽气壅；实在右关，伏阳蒸内，中满气滞；右尺得实，脐痛便难，相火亢逆。

实脉与牢脉的鉴别在于，实脉浮、中、沉皆应指坚实有力，而牢脉实大弦长，位在沉部。

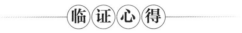

临证心得

金陵朱修之，八年痿废，更医殆遍，卒无中病者，千里招余。诊其六脉有力，按之搏指，犹是强饭。此心阳独亢，壮火炎蒸，古称脉痿者是也。以承气下数行，右足展舒。再下之，手中可以持物。更以芩、连、山栀、酒蒸大黄蜜丸，以参汤送。一月之内，积滞尽去，四肢皆能屈伸。余曰："今积滞既祛，真元虚惫。"与三才膏十斤，尽剂而康复。如是元气之实，如是治法之峻，如是相信之专，皆得未曾有，不可以为训也。

按语：八年痿废，易误辨作虚证，六脉有力，按之搏指，犹是强饭，非虚诊其石："治痿独取阳明。"痿证有阳明之虚，有阳明之实。此六脉有力而强饭，是阳明积滞，故以承气汤类独下阳明。积滞得下，则阳明经气通利，四肢而能屈伸。积滞尽去，元气衰惫，虚证则见，再以三才膏补之。三才者，天地人，天冬、地黄、人参。天冬补上，地黄补下，人参补中，俾使三焦元气津液得复，阳明冲和，方为全功。

医案举例

朱姓痉厥案朱右，住小北门福佑路。十月九日。自坠胎后，即病寒热往来，日夜五度发。乃经西医用止截疟病之针，寒热之交作遂止，变为但热不寒。西医因验其血，谓无疟虫。自此以后，一身尽痛。经王仲奇先生用通络疏风之剂，身痛愈其大半，而大便痞塞不通，今晨已发痉厥，证甚危笃。脉实大有力，日夜渴饮。病寒热往来，日夜五度发。此本麻桂各半汤证，可以一汗而愈。西医验其血谓无疟虫，病本非疟，安得有疟虫乎？脉实大有力，血分热度甚高，加以日夜渴饮，阳明燥热显然。治宜调胃承气汤，佐以凉血通络，或可侥幸于万一。生川军三钱，枳实三钱，芒硝二钱，生草二钱，丹皮五钱，大小蓟各三钱，丝瓜络一条（剪，先煎，去渣，入前药）。

按语：该患者但热不寒，身痛，大便痞塞不通，今晨已发痉厥，证甚危笃，脉实大有力，日夜渴饮。笔者考虑为阳明腑实证，方选大承气汤清热通腑以止痉。因患者日夜渴饮，可合上白虎加人参汤清热生津。反观曹颖甫在《经方实验录》里的治疗经过，其根据患者病后大便干、脉实大有力、日夜渴饮，考虑阳明燥热及血分有实热，用调胃承气汤清热通腑，加用凉血通络之品而愈。

九、长脉阳

原文

长脉，不大不小[1]，迢迢自若[2]。朱氏。如循长竿末梢，为平[3]；如引绳，如循长竿，为病[4]。《素问》。

长有三部之长，一部之长，在时为春，在人为肝；心脉长，神强气壮；肾脉长，蒂固根深。《经》曰：长则气治，皆言平脉也。

---

[1] 不大不小：指脉位既不过大，也不过小；宽度适中。

[2] 迢迢自若：脉体悠长而调和自如。迢迢（tiáo tiáo 条条），形容遥远，此处指脉形较长。

[3] 平：正常，此处指正常脉象。

[4] 病：疾病，此处指病脉。

【体状相类诗】

过于本位^①脉名长，弦则非然但满张^②；

弦脉与长争较远，良工尺度自能量。

实、牢、弦、紧皆兼长脉。

【主病诗】

长脉迢迢大小匀，反常为病似牵绳^③；

若非阳毒癫痫病，即是阳明热势深。

长主有余之病。

▣ 点 评

本节对长脉的脉形特征、脉理机制、主病及脉象鉴别都作了较为全面的论述。从脉象特征来看，首尾端直，超过本部，如循长竿。《诊家正眼》云："长脉迢迢，首尾具端，直上直下，如循长竿。"因其脉来长直，超过寸关尺三部而名长脉。

长脉的脉理机制为：若阳亢、热盛、痰火内蕴，正气不衰，使气血壅盛，邪正激烈相搏，脉管充实而见长脉。正常人气血旺盛，精气盛满，脉气充盈有余，运行畅达，故搏击之势过于本位，可见到柔和之长脉，为强壮之象征。

主病：长脉主邪气有余之证。如肝阳亢盛，阳盛内热等，但脉必硬满劲急。此外，平人亦见长脉，但多柔和匀缓。老年人两尺脉长而滑实多长寿。《诊家正眼》云："长之为义，首尾相称，往来端直也。在时为春，在卦为震，在人为肝。肝主春生之令，天地之气至此而发舒，脉象应之，故得长脉也。兼脉主病：长浮有力为外感实邪；长浮无力为阳气外浮；长而弦为肝气逆乱；长而数为阳热内盛；长而滑为痰热内壅。"

关于脉象鉴别，《诊家正眼》认为："惟其状如长竿，则直上直下，首尾相应，非若他脉之上下参差，首尾不均。凡实、牢、弦、紧四脉，皆兼

---

① 本位：指寸、关、尺三部。

② 弦则非然但满张：弦脉与长脉不同，其脉气紧张如按琴弦，缺乏柔和之象。

③ 反常为病似牵绳：长脉应见柔和之象，若反见牵绳般紧张，即为反常的病脉。

长脉，故古人称长主有余之疾，岂虚语哉。"

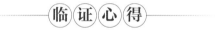

临证心得

囊阳郡守于鉴如，在白下时，每酒后腹痛，渐至坚硬，得食辄痛。余诊之曰：脉浮大而长，脾有大积矣。然两尺按之软，不可峻攻。令服四君子汤七日，投以自制攻积丸三钱，但微下，更以四钱服之，下积十余次，皆黑而韧者。察其形不倦，又进四钱，于是腹大痛，而所下甚多，服四君子汤十日，又进丸药四钱，去积三次，又进两钱，而积下遂至六七碗许，脉大而虚，按至关部豁如矣。乃以补中益气调补，一月痊愈。

按语：长脉多主阳证、热证、实证。李中梓根据脉诊"脉浮大而长"认为此乃脾有大积的表现。治疗应当攻伐去积。但是由于脉诊为"两尺按之软"，显示患者素体正气不足，体质虚弱，不耐攻伐，攻伐则有加重患者正气虚损，加重病情的隐患。故李中梓先"令服四君子汤七日"，待患者正气渐足，受得攻伐之时，再处以攻伐去积之药"攻积丸"，并逐渐加量给药，经过十几次攻下之后，再服用扶正之剂四君子汤，加固正气，然后再使用攻伐之药，至脉象变化为"脉大而虚，按之关部豁如矣"。其认为积聚已经祛除的差不多了，而正气已虚，不再使用攻伐之药。最后使用补中益气之药调理善后而愈。

医案举例

邹某，女，38岁，浙江温州人。2009年5月21日初诊。患者近3个月来，夜寐噩梦频频，惊悸，突觉紧张，手足冰凉、麻木，面色苍白。舌质正常、苔薄腻、舌下紫纹明显，脉长。

处方：紫苏子10g，姜半夏10g，桑白皮10g，大腹皮10g，陈皮6g，焦栀子10g，淡豆豉10g，桃仁10g，丹参30g，青皮6g，柴胡10g，制香附10g，当归10g，生甘草6g，淮小麦40g，大枣30g。30剂，水煎服，每日1剂。

二诊：自述服药30剂后，噩梦已无，惊悸亦解，手足较温，舌下瘀纹见退。

按语：本案患者系肝气郁结，脾失健运，痰浊内生，痰气郁结，郁久化痰，痰热迫血，瘀血内生，痰瘀气交阻，上扰清窍，迷乱心神。脉长指脉体较长，超出本位，为有余之病，反映气逆火盛。本案为气郁痰火上扰之象。方选癫狂梦醒汤化痰活血、理气解郁。

十、短脉 阴

原文

短脉，不及本位[1]。《脉诀》。应指而回，不能满部。《脉经》。

戴同父[2]云：短脉只见尺寸，若关中见短，上不通寸，下不通尺，是阴阳绝脉，必死矣。故关不诊短。黎居士云：长短未有定体，诸脉举按之。附过于本位者为长，不及本位者为短。长脉属肝宜于春，短脉属肺宜于秋。但诊肝肺，长短自见。短脉两头无，中间有，不及本位，乃气不足以导其血也。

【体状相类诗】

两头[3]缩缩名为短 ，涩短迟迟细且难。

短涩而浮秋喜见，三春为贼有邪干[4]。

涩、微、动、结皆兼短脉。

【主病诗】

短脉惟于尺寸寻，短而滑数酒伤神。

浮为血涩沉为痞。寸主头疼尺腹疼。

《经》曰：短则气病，短主不及之病。

◰ 点 评

本节对短脉的脉形特征、脉理机制、相类脉及主病都作了较为全面的

---

① 不及本位：指脉动应指的范围短小，不满寸、关、尺本位。

② 戴同父：明代医家戴启宗。著有《脉诀刊误》。

③ 两头：指脉的寸、尺两部。

④ 三春为贼有邪干：春季见短脉为邪犯于内的病脉。

论述。从脉象特征上看，短脉脉体短小，且搏动短暂，不能充于寸、关、尺三部。历代医家对短脉的形象认识各异，高阳生《脉诀》说："指下寻之不及本位。"滑伯仁说："两头无中间有，不及本位。"《脉诀汇辨》中："短脉涩小，首尾俱俯，中间突起，不能满部。短之为象，两头沉下，而中间独浮也。"由此可见，古代医家对短脉的脉象有两种认识，一是短脉不见于关，唯在寸尺。即短脉脉动范围不足本位，只出现在寸部或关部。二是认为短脉寸关尺三部可见。从脉理机制来说，叶子雨认为："短则气虚不能充满脉管之中，则气来或前鼓指尾衰弱不能应指，故其形似断非断。"当代医家认为短脉的形成乃是因为阳气不足，无力鼓动气血所致。

相类脉的鉴别上，涩脉脉体短小且往来细迟、艰难，秋季脉来短涩而浮属平脉，而春季脉短则为病脉。

从主病来看，《内经》认为"短则气病，短主不及之病"。一方面，短脉多由于气虚无力鼓动血液运行，多见于不足之证；如短而浮，多因血少而涩，不能敛阳所致；此外短脉也可见于气血壅塞，脉道不畅之实证，如短而兼滑数，多因嗜酒导致湿热内生，气实血涌所致；兼浮脉多因血液少而不敛阳；如短而沉，多因气血阻滞，见于痞满不通之证，见于寸部多主上焦头痛，见于尺部多主下焦腹痛。短脉出现在寸关尺的不同部位，所对应的脏腑疾患是不同的。《诊家正眼》曰："短主不及，为气虚证，短居左寸，心神不定；短居右寸，肺虚头痛；短在左关，肝气有伤；短在右关，膈间为殃；左尺见短，少腹必疼；右尺见短，真火不隆。"

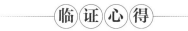

临证心得

罗谦甫治阴黄医案：元丙寅六月，时雨霖霪，人多病湿疫。真定韩君祥，因劳役过度，渴饮凉茶，又食冷物，遂病头痛，肢节亦疼，身体沉重，胸满不食。自以为外感。用通圣散二服，后添身体困甚，方命医治之。医以百解散发其汗。越四日，以小柴胡汤二服，后加烦躁。又六日，以三乙承气汤下之，燥渴尤甚。又投白虎加人参汤、柴胡饮之类，病愈增。又易医用黄连解毒汤、朱砂膏、至宝丹。十七日后，病势转增，传变身目俱黄，肢体沉重，背恶寒，皮肤冷，心下痞硬，按之则痛，眼涩不欲开，目睛不了了，懒言语，自汗，小便利，大便了而不了。命予治之，诊其脉紧细，按之虚空，两寸脉短不及本位。

按语：此症得之因时热而多饮冷，加以寒凉药过度，助水乘心，反来侮土，先囚其母，后薄其子。经云"薄所不胜乘所胜也"。时值霖雨，乃寒湿相合，此谓阴症发黄，予以茵陈附子干姜汤主之。该案见两寸脉短不及本位，四诊合参分析为阴冷加误用寒凉药过度，助水乘心，符合"短居左寸，心神不定"之说。

医案举例

谭小姐：中寒脾弱，三焦失化，胃痞，面浮，溲短，脉细迟，当温中：黄厚附子 12g，淡干姜 9g，炒白术 15g，带皮苓 15g，淫羊藿 15g，肉桂 2.4g，西砂壳 6g，带皮砂仁 9g，黄郁金 6g，霍香 9g。

二诊：溲增，胸痞纳少，脾运未复，仍与前法损益：黄厚附片 15g，淡干姜 3g，炒白术 15g，带皮苓 15g，生白芍 12g，肉桂 3g，生牡蛎 30g，大腹皮 12g，姜半夏 12g，藿梗 6g，西砂壳 6g。

三诊：溲行较增，水肿减，纳食增，脉仍细迟，再与扶阳理脾：黄厚附片 15g，淡干姜 6g，生白术 15g，带皮苓 9g，淫羊藿 12g，带皮砂仁 18g，生谷芽 15g，藿梗 6g，上安桂 3g，大腹皮 12g，川椒目 9g。

按语：此案脉细迟，并见胃痞、面浮、溲短，此乃阳气不足、中焦虚寒、脾阳气不足、三焦失化、水液内停所致。脾气虚弱，营血亏虚不能充盈脉道，气虚无力鼓动血行，故脉体偏细；阳气不足，无力鼓动血行，故脉短。遂投温中理脾之方，效著。

十一、洪脉阳

原文

洪脉，指下极大。《脉经》。来盛去衰 [①]。《素问》。来大去长。《通真子》。

[①] 来盛去衰：指洪脉来势力量极其充盛，去势力量渐次减弱。

洪脉在卦为离，在时为夏，在人为心。《素问》谓之大，亦日钩[1]。滑氏曰：来盛去衰，如钩之曲，上而复下。应血脉来去之象，像万物敷布下垂之状。詹炎举言如环珠者，非。《脉诀》云：季夏宜之，秋季、冬季，发汗通阳，俱非洪脉所宜，盖谬也。

【体状诗】

脉来洪盛去还衰，满指滔滔应夏时。

若在春秋冬月分，升阳散火莫狐疑。

【相类诗】

洪脉来时拍拍[2]然，去衰来盛似波澜。

欲知实脉参差处，举按弦长愊愊坚。

洪而有力为实，实而无力为洪。

【主病诗】

脉洪阳盛血应虚，相火[3]炎炎热病居。

胀满胃翻[4]须早治，阴虚泻痢可踌躇。

寸洪心火上焦炎，肺脉洪时金不堪。

肝火胃虚关内察，肾虚阴火尺中看。

洪主阳盛阴虚之病，泄痢、失血、久嗽者忌之。《经》曰：形瘦脉大多气者死。曰：脉大则病进。

点　评

本节主要讨论洪脉的脉象特征、主病，以及相似脉、相兼脉的脉象及主病。

从脉象特征上来看，王叔和《脉经》中指出：洪脉，极大在指下。（一曰：浮而大。）李时珍在浮脉的相类诗中提到"拍拍而浮是洪脉"据历代医家所言，洪脉的脉象特征主要体现在四个要素上，一是脉位表浅，显象主要在浮位；二是脉体粗大，宽度较大；三是脉势充实有力；四是脉搏

---

[1]　钩：本义为弯曲的金属钩子。此处做脉象名称。

[2]　拍拍：水击岸声，描绘洪脉来时大而有力之状。

[3]　相火：指肝肾之火。

[4]　胃翻：即反胃，呕吐。

波动幅度大。洪脉脉形宽大，来盛去衰，应指浮大而有力，滔滔满指，如波涛汹涌之势。脉象形成机制为内热炽盛，脉道扩张，气盛血涌而脉象洪大。

本节还对洪脉和实脉进行鉴别，二者共同特点是脉体宽阔，且波动大；不同的是实脉"益坚"，紧张度较洪脉增加，按之更加有力的感觉。实脉主实证，洪脉主热盛。

洪脉多见于邪热在气分或在阳明。正如张景岳云："洪脉……为血气燔灼，大热之候。"常与口渴、发热面赤、大汗并见，白虎汤清之。洪脉除了主阳热亢盛，还主阴虚血少，《金匮要略》认为，肝肾阴虚，相火内动，气盛血涌，出现脉洪，但按之无力，为虚火上炎，当予大补阴丸。洪脉也可见于久病虚阳外越之虚证，但此时脉象虽浮取粗大，多按之无力，甚豁然而空。夏季出现洪脉属平脉，夏季天气炎热，万物畅发，人应天地成长之气。血流加速，脉道充盈，脉来在肤，来盛去衰，故脉象偏洪。如果洪脉出现在其他季节，则为病脉，多是阳热亢盛，需升阳散火。如李东垣治疗"内伤发热"，就用补中益气汤来"甘温除热"。

西医学的"水冲脉"与洪脉相似，多见于主动脉瓣闭锁不全、甲亢、严重贫血和高热的患者。

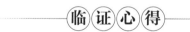

临证心得

大肠积热案。表兄颜金宪，牙痛，右寸半指脉洪有力。余曰：此大肠积热，当用寒凉之剂。自泥年高，服补阴之药，呻吟彻夜。余同舟赴京，煎凉膈散加荆、防、石膏，与服一钟即愈。

按语：本案患者诊其脉右寸半指脉洪有力，为实热证脉象，故此乃大肠积热所致，且通过病机推测，还有大便不利等下热之象。邪气实热者，则寒凉解利，薛氏采用清泻之法。此时，但清上则燥结不得去，独泻下则上焦邪热不得解，唯清泻兼施，方能切中病情，故选用凉膈散加减，服一钟即愈。

医案举例

朱左，32岁，1970年12月24日诊。两膝关节红肿疼痛，按之灼热，行走不便，时发时止。每晚睡时常将两膝露出于棉被之外，感觉得凉稍舒。脉洪，舌质红苔薄黄。此属热痹，白虎加桂枝汤主之。嫩桂枝二钱（6g），生石膏五钱（15g），肥知母二钱（6g），天花粉四钱（12g），生甘草一钱半（4.5g），细生地六钱（18g），忍冬藤六钱（18g），桑枝六钱（18g），怀牛膝四钱（12g），三剂。

12月26日复诊：热痹，经服白虎加桂枝汤后，两膝关节红肿疼痛悉减。脉洪，舌质红苔薄黄，拟再进原意。前方加鳖甲15克。三剂。

患者服药后，两膝关节红肿疼痛完全消失，随访四年未见复发。

按语：该患者脉洪，兼有关节红肿疼痛、灼热，喜凉，舌质红、苔薄黄，四诊合参确定该证属实热证，诊断为热痹。投以清热通络止痛之方白虎加桂枝汤加味治之，两膝关节红肿疼痛完全消失，随访四年未见复发。

十二、微脉阴

原文

微脉，极细而软，按之如欲绝，若有若无。《脉经》。细而稍长。戴氏。《素问》谓之小。又曰：气血微则脉微。

【体状相类诗】

微脉轻微瞥瞥乎[①]，按之欲绝有如无。

微为阳弱细阴弱，细比于微略较粗[②]。

轻诊即见，重按如欲绝者，微也。往来如线而常有者，细也。仲景曰：脉瞥瞥乎如羹上肥者，阳气微；萦萦[③]如蚕丝细者，阴气衰；长病得之死，卒病得之生。

【主病诗】

气血微兮脉亦微，恶寒发热汗淋漓。

---

① 微脉轻微瞥瞥乎：微脉轻软无力。瞥（pì 辟）：水中漂浮状，意指轻。

② 微为阳弱细阴弱，细比于微略较粗：微脉与细脉不同，微脉细软无力，而细脉只细无软，应指明显。微脉主阳气虚弱，细脉多主阴血不足。

③ 萦（yíng 迎）：缠绕，这里指弯曲。

男为劳极诸虚候，女作崩中带下医。

寸微气促或心惊，关脉微时胀满形[①]。

尺部见之精血弱，恶寒消瘅[②]痛呻吟。

微主久虚血弱之病，阳微恶寒，阴微发热。《脉诀》云：崩中日久肝阴竭，漏下多时骨髓枯。

▣ 点 评

本节主要论述微脉的脉象特征和机制，以及相似脉的鉴别和主病。从脉象特征上看，微脉是一种极细极软，若有若无的脉象，微脉见于气虚阳微。阴阳气血俱虚，脉道不充，无力鼓动气血，故见微脉。《四诊抉微》云："微脉极细，而又极软，似有若无，欲绝非绝。"

从主病上看，微脉主要见于气虚阳微，气血亏虚，阴阳俱虚。久病出现微脉主正气将绝，新病出现微脉主阳气暴脱。不同性别出现微脉所主病不同。男性见微脉，主劳损诸病，女性出现微脉，主崩漏带下。《景岳全书》曰："微脉……乃血气俱虚之候，为畏寒，为恐惧，为怯弱，为少气，为中寒，为胀满，为呕哕，为泄泻，为虚汗，为食不化，为腰腹疼痛，为伤精失血，为眩晕厥逆，此属气血俱虚，而尤为元阳亏损，最是阴寒之候。"

同时本节对微脉和细脉进行鉴别。《诊家正眼》曰："细之为义，小也，细也，状如丝也，微脉则模糊而难见，细脉则明显而易见。"二者的区别在于，细脉尚有一定的紧张度，所以还"明显而易见"，应指明显；微脉"则模糊而难见"。

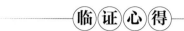

暑热大汗亡阳证，立下军令进参附。毛履和之子介堂，暑病热极，大汗不止，脉微肢冷，面赤气短，医者仍作热证治。余曰：此即刻亡阳矣，急进参附以回其阳。其祖有难色。余曰：辱在相好，故不忍坐视，亦岂有

---

① 关脉微时胀满形：右关候脾，出现微脉可主脾胃虚弱，脾胃运化无力导致脘腹胀满的症状。

② 消瘅（dān 单）：一指消渴；二指心、肝、肾三经阴虚内热。

不自信而尝试之理？死则愿甘偿命。乃勉饮之。一剂而汗止，身温得寐，更易以方，不十日而起。同时东山许心一之孙伦五，病形无异，余亦以参附进，举室皆疑骇，其外舅席际飞笃信余，力主用之，亦一剂而复。但此证乃热病所变，因热甚汗出而阳亡。苟非脉微足冷，汗出舌润，则仍是热证，误用即死，死者甚多，伤心惨目。此等方非有实见，不可试也。雄按：舌润二字，最宜切记。

按语：此案例是暑热导致的亡阳。案中病者因见大汗面赤之症，故医者作热证辨治。灵胎则认为病虽暑热，而脉微足冷，面虽赤，而气短，且汗出舌润，乃为阳将亡之脱证，故用回阳救逆之法，投以参附回阳，一剂即令患者化险入夷。徐氏亦在此医案中强调了治疗暑热可用温热类药的要点：暑热病所致亡阳脱证，临床表现必须具备脉微足冷，汗出舌润，否则仍作热证论治。王孟英案后强调须有舌润，确为辨证要点，画龙点睛，学者当识。

医案举例

大泻伤阳案。大泻后脉微，四肢逆冷，最防暴脱，速用回阳。勉拟：人参、炮姜、灵草、附子。（《碎玉篇·上卷》）

按语：此为大泻伤阳，阳虚欲脱，故见四肢厥逆、脉微欲绝。治以回阳救逆。方选四逆加人参汤。以人参甘温，益气固脱；附子辛甘大热，温肾壮阳以祛寒救逆，并能通行十二经，振奋一身之阳；炮姜辛温，温补阳气，与附子相配，可增强回阳之功；炙甘草甘缓、和中缓急、温养阳气，并能缓和姜、附燥热之性。

十三、紧脉阳

原文

紧脉，来往有力，左右弹人手[①]。《素问》。如转索无常[②]。仲景。数如切绳。《脉经》。如纫箄线[③]。丹溪。

紧乃热为寒束之脉，故急数如此，要有神气，《素问》谓之急。《脉诀》言，寥寥入尺来。崔氏言如线，皆非紧状。或以浮紧为弦，沉紧为牢，亦近似耳。

【体状诗】

举如转索切如绳，脉象因之得紧名。

总是寒邪来作寇[④]，内为腹痛外身疼。

【相类诗】

见弦、实。

【主病诗】

紧为诸痛主于寒，喘咳风痫吐冷痰。

浮紧表寒须发越，紧沉温散自然安。

【分部诗】

寸紧人迎气口分，当关心腹痛沉沉。

尺中有紧为阴冷[⑤]，定是奔豚[⑥]与疝疼。

---

① 左右弹人手：有一种说法为"左"，犹外也，引申为"远"；"右"，犹近也，引申为"近"。右近而左远，表述寸口脉关内、关外俱长。

② 如转索无常：脉象好像是无数次转动的绳索。

③ 如纫箄线：好像摸到连接竹木筏绳索一样紧急。箄，此处意为"竹木筏"。

④ 寇：此处意为"侵袭"。

⑤ 阴冷：指寒冷的诸病。

⑥ 奔豚：又称奔豚气，因肾脏寒气上冲，肝脏气火上逆，临床特点为脐下悸动，气上冲咽喉，胸腹疼痛。

（诸紧为寒为痛，人迎紧盛伤于寒[1]，气口紧盛伤于食[2]，尺紧痛居脐腹[3]。中恶浮紧，咳嗽沉紧，皆主死[4]。）

点 评

本节对紧脉的脉形特征、脉理机制、主病及脉象鉴别都作了较为全面的论述。从脉形特征看紧脉的脉形来去有力，紧急有劲，脉象好像是无数次转动的绳索。《脉诀》云："举指甚数，状若弦洪。"故不能以此解释为紧脉，只不过是弦脉和洪脉的兼脉。对于紧脉，古今脉书无得其要领者，皆谓与弦相似。予家君尝曰："素问、仲景所谓紧脉，必非如诸家所说也。盖紧，即不散也，谓其广有界限，而脉与肉划然分明也。寒主收引，脉道之紧束而不敢开散涣漫，故伤寒见此脉也……如转索、如切绳，戴氏之辈。按：元代医家戴启宗，撰《脉学勘误》虽巧作之解，而不知转索切绳原是谬说。"（丹波元简《脉学辑要》）有学者认为，用"转索"与"切绳"比拟紧脉，一是言其脉形之端直。"索"与"绳"寓意"直"象；二是言其脉势中潜有的弹力与搏指感。同为"直"象，二者在临床上常难以鉴别。"紧言其力，弦言象"。紧脉以脉势强盛、弹指有力为特点；弦脉以脉象挺然、管硬有形为特点。诊脉体会是即使在脉搏没有跳动的时候，指下也似有一管状物存在，如同按在肌腱上，这与脉来挺然直过、长硬如弦的指下感觉是一致的。紧脉为阳，弦脉为阳中之阴。弦脉硬欠柔、按之不移，实际上其脉势并不很强。

对紧脉的脉理机制分析认为紧脉的形成主要与寒邪有关。寒为阴邪，主收引凝滞，困遏阳气。寒邪侵袭机体，则脉管收缩紧束而拘急，正气未衰，正邪相争剧烈，气血向外冲击有力，则脉来绷急而搏指，状如切绳，故主实寒证。寒邪侵袭，阳气被困而不得宣通，气血凝滞而不通，不通则痛。紧脉一般属于寒邪盛的脉象，寒邪在表，脉多见浮紧；寒邪在里，脉多见紧沉。另外，紧脉在关前一寸有左和右之分。关前一分，人命之主，

---

[1] 人迎紧盛伤于寒：外感寒邪，左人迎脉可见紧脉。
[2] 气口紧盛伤于食：内伤寒盛，右气口脉可见紧脉。
[3] 尺紧痛居脐腹：脐腹部疼痛，尺部脉可见紧脉。
[4] 主死：指病重的危象。

左为人迎，右为气口。(《脉经·卷第一·两手六部所主五脏六腑阴阳逆顺第七》) 若外感寒邪，左人迎脉可见紧脉；内伤寒盛，右气口脉可见紧脉。故曰"人迎紧盛伤于寒，气口紧盛伤于中"。中焦脾胃寒湿凝滞，两关脉可见紧脉。下焦寒邪盛，而见阴冷、奔豚、疝痛等病，两尺脉可见紧脉。因此紧脉多见于实寒证，疼痛和食积等病。

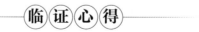

唐氏，59 岁，3 月 16 日，头痛恶寒，脉紧，言謇，肢冷，舌色淡，太阳中风，虽系季春，天气早间阴晦，雨气甚寒，以桂枝二麻黄一法。十九日诸证悉减，药当暂停以消息之。二十日中风表解后，言謇减食则汗头行痛，舌白滑，脉微紧，宜桂枝加附子汤，除风实表护阳。二十五日服前方已，脉静身凉，不肯避风，因而复中，脉紧无汗，用麻黄汤法。

按语：此医案中患者，头痛恶寒，脉紧，言謇，肢冷，舌色淡，与原文中主病诗"紧为诸痛主于寒""浮紧表寒须发越"相吻合。服药 20 日后患者出现微紧脉象，可理解为寒邪渐解，因此调整原方，改用桂枝加附子汤，除风实表护阳。紧脉一般属于寒邪盛的脉象，寒邪在表，脉多见浮紧；寒邪在里，脉多见紧沉。此医案中对于脉象作者并未做具体描述，可结合临床对紧脉主症进行深刻体会。

医案举例

一人冒雪进凉食，病内外伤，恶寒头疼，腹心痛而呕 (两感)。诊之，脉沉且紧，时伏而不见 (死脉)。曰：在法，下利清谷，当急救里，清便自调，当急救表。今所患内伤冷饮食，外受寒诊，清便自调，急救表里。以桂枝汤力微，遂为变法，与四逆汤服之，晬时服附子一两，明日则脉在肌肉，唯紧自若。外证已去，内伤独存，乃以丸药下去宿食 (诸紧为寒，紧自若，寒未去也，以理中丸下方妥)，后调中气，数日即安。

按语：此医案中患者冒雪进食凉食，有外感寒邪、内伤寒邪，寒邪直中胃肠，故有腹痛而呕，脉紧因内外皆干寒，以桂枝汤祛表寒，以四逆汤去里寒，并后续以丸药下宿食，此医案体现了诸紧为寒，紧脉在提示寒未去，且紧脉多见于实寒证，疼痛和食积等病。

十四、缓脉阴

原文

缓脉，去来小驶于迟。《脉经》。一息四至。戴氏。如丝在经，不转其轴①，应指和缓往来甚匀。张太素。如初春杨柳舞风之象，如微风轻沾②柳梢。滑伯仁。

缓脉在卦为坤，在时为四季，在人为脾。阳寸，阴尺③，上下同等，浮大而软，无有偏胜者，平脉也。若非其时，即为有病。缓而和匀，不浮，不沉，不徐，不微，不弱者，即为胃气。故杜光庭云：欲知死期何以取，古贤推定五般土。阳土须知不遇阴，阴土遇阴当细数。详《玉函经》。

【体状诗】

缓脉阿阿④四至通，柳梢袅袅沾清风。

欲从脉里求神气，只在从容和缓中。

【相类诗】

见迟脉。

【主病诗】

缓脉营衰卫有余，或风或湿或脾虚⑤。

上为项强下痿痹，分别浮沉大小区。

寸缓风邪项背拘⑥，关为风弦胃家虚。

---

① 如丝在经，不转其轴：如脉长大而软，来去宽纵不前，即张太素所谓如丝在经，不卷其轴之谓，是曰纵缓，主于热也。

② 沾：指风吹浪动之感。

③ 阳寸，阴尺：即寸为阳，尺为阴。

④ 阿阿：舒缓的形容词。

⑤ 缓脉营衰卫有余，或风或湿或脾虚：指缓脉基本脉理为卫气有余而营气不足，可能的病因为风邪侵袭、湿邪所困或脾虚失于运化。

⑥ 寸缓风邪项背拘：指寸部脉缓可能的病因为风邪侵袭导致项背拘急。

神门濡泄[①] 或风秘[②]，或是蹒跚足力迁。

浮缓为风，沉缓为湿，缓大风虚，缓细湿痹，缓涩脾薄，缓弱气虚。

《脉诀》言，缓主脾热口臭、反胃、齿痛、梦鬼诸病。出自杜撰，与缓无关[③]。缓脉脉速略快于迟脉，一息四至。似纺织用的纺车，线在上面轴却不转动，但应指和缓往来平均。又如初春之风吹动杨柳，树梢微动之景。风虽吹到树梢，但和缓轻盈。寸关尺三脉脉势平均为有胃气之正常脉象。

点　评

本节对缓脉的脉形特征、脉理机制、主病及脉象鉴别都作了较为全面的论述。从脉形特征看，缓脉一息四至，来去缓怠，从容和缓，不疾不徐，且还具备松弛的表现。这样并不明确且要素较多的定义就使得临床上医者对缓脉的认识不尽相同。

缓脉大多具有"脉率缓慢"这个要素，仅分析这一个要素，则主病与迟脉相似，见于寒证（实寒、虚寒）、虚证、窦性心动过缓等。血得温则行，得寒则凝，脉流不畅，则脉来缓怠；气血亏虚，脉道不充，亦无力鼓动，故脉象弛纵不张。就这两点来看，缓脉与迟脉的主病没有明显的区别，临床上有时合称为"迟缓脉"。缓脉与迟脉相鉴别时，主要鉴别点在于缓脉稍快于迟脉而慢于常脉。缓脉的另一个要素为兼有"松弛、软、无力、来去缓怠"等。"松弛、软、无力"等均在描述脉形，这说明很大一部分医师理解的缓脉不仅仅是脉率的减慢，而是在脉率减慢的基础上伴有脉形的变化。松弛是一种懈怠、缓纵甚至宽大的感觉，这种感觉相对紧来说是软而无力的。因此，软、无力等都是专家从不同角度对脉形"松弛"的体会和描述。此时，"缓"字的含义偏向于"纵缓""缓怠"，"缓脉"则表现为脉势的松弛（与紧脉相对）。

另外，缓脉与"胃气"的关系也值得我们思考。第十版《中医诊断学》教材中提到：平人脉象不浮不沉，不疾不徐，从容和缓，节律一致，是为有胃气。"缓而和匀，不浮、不沉、不疾、不徐、不微、不弱者"是

---

① 濡泄：泻下如水，清浊不分。

② 风秘：风热内动，以致津液燥涩的便秘。

③ 出自杜撰，与缓无关：此处强调缓脉主脾热口臭、反胃、齿痛、梦鬼诸病皆为杜撰，不可信。

胃气的象征；李中梓在《医宗必读》中也指出："缓乃胃气之脉，六部中不可一刻无者也。所谓缓而和匀，不疾不徐，不大不小，不浮不沉，意思欣欣，悠悠扬扬，难以名状者，此胃气脉也。"认为缓脉非病脉，必缓中有兼见之脉，方可断病。林之翰在《四诊抉微》中曰："凡诊得至数调匀，而去来舒徐，有此从容和缓之象，此之谓平脉，是即胃气也。诸脉之宜兼见者也。"关于缓脉与胃气的论述还有很多，大部分医家都认为缓脉与脉之胃气联系紧密，后世在描述缓脉和有胃气之脉时，上面那些朗朗上口的论述都频频被引用。

对缓脉的脉理机制分析认为缓脉的形成主要为"虚"和"湿"。气血不足，脉道不充，则脉来缓怠；营衰而卫有余，则见脉速缓慢但脉象从容；湿性黏滞，阻遏脉道，则脉来迟缓，但必见怠慢不振，似有困缚之象。相兼其他脉可根据实际辨证治之。

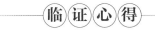

临证心得

太阳中风，阳浮而阴弱，阳浮者，热自发，阴弱者，汗自出，啬啬恶寒，淅淅恶风，翕翕发热，鼻鸣干呕者，桂枝汤主之。（《伤寒论》第12条）该条文中，"阳浮而阴弱"从脉象角度来说，轻取见浮，沉取见弱，即为浮缓脉；从病机角度来说，卫强营弱，对应了上文所说，营衰而卫有余，则见脉速缓慢但脉象从容。方选用桂枝汤，解肌祛风，调和营卫。曹著而不移，是为阴邪聚络。诊脉弦缓，难以五积、肥气攻治，大旨以辛温入血络治之。

按语：此医案中，患者有固定不移的结块，应为"积证"。气机阻滞，瘀血内结，故见脉弦缓。该病病在血分，当以活血化瘀、软坚散结为主要治法。辛温之品能行能散，亦可用之。

医案举例

刘锡九君咳嗽多日，音暗，起居如常，体胖，脉息缓滑，舌有腻苔，盖痰饮病也，与二陈汤加白芥子六分，白术二钱，苡仁三钱，三服而瘥。

按语：此医案中刘锡九君体胖，脉缓滑且有腻苔，此处的缓脉因"湿"，湿性黏滞，阻遏脉道，故脉来迟缓；同时脉兼见有滑象，滑亦可以主痰湿辨析出因湿而致咳嗽、音喑，故给予二陈汤加白芥子以祛湿化痰而病愈。

十五、芤脉阳中阴

原文

芤脉，浮大而软，按之中央空，两边实。《脉经》。中空外实，状如慈葱。

芤，慈葱也。《素问》无芤名。刘三点云：芤脉何似，绝类慈葱，指下成窟，有边无中。戴同父云：营行脉中，脉以血为形，芤脉中空，脱血之象也。《脉经》云：三部[①]脉芤，长病得之生，卒病得之死。《脉诀》言：两头有，中间无，是脉断截矣。又言主淋沥，气入小肠。与失血之候相反，误世不小[②]。

【体状诗】

芤形浮大奕如葱，边实须知内已空[③]。

火犯阳经血上溢，热侵阴络下流红。

【相类诗】

中空旁实乃为芤，浮大而迟虚脉呼。

芤更带弦名曰革，芤为失血革血虚。

【主病诗】

寸芤积血在于胸[④]，关里逢芤肠胃痈[⑤]。

---

① 三部：此处三部脉指《素问》里把人体分为头中下三部，亦或是独取寸口取脉法之寸关尺三部脉尚存疑，本书选用独取寸口脉法。

② 误世不小：芤脉多主失血之候，此处强调芤脉与失血之候相反的观点是错误的。

③ 边实须知内已空：此处注意应是相对而言，即脉道中间按之空虚，而两边脉道与中间相比显得轮廓清晰。

④ 寸芤积血在于胸：即寸部脉有芤象时，提示胸中有积血。

⑤ 关里逢芤肠胃痈：即关部脉呈芤象时，病变部位在胃肠。

尺部见之多下血 ①，赤淋 ② 红痢漏崩中。

芤脉脉形浮大中空，如指按葱管，软而空。血行于血道之中则现脉，芤脉中空，实为血不足之因。寸关尺三部脉皆是芤脉，如久病出现则预后尚可，突然得病即见此种脉象，预后较差。

点　评

本节对芤脉的脉形特征、脉理机制、主病及脉象鉴别都作了较为全面论述。从脉形看，芤脉"如流水不相续""如葱""如按慈葱"，具有浮大中空，形似葱管，应指软而无力的特征。然《内经》中并无芤脉记载，芤脉最早见于《金匮要略》，描述始于《脉经》。"浮大而芤，按之中央空，两边实"后代医家大多以此为宗。值得注意的是，有的医家认为"两边"是指"浮沉"。如《通雅·脉考》曰："芤如葱管，浮沉可见，中候则无。"《脉理求真》亦曰："芤则如指著葱，浮取得上面之葱皮，却显得弦、大；中取减小空中；按之又著下而之葱皮而有根据。"芤脉"中央空，两边实"应是相对而言，即脉道中间按之空虚，而两边脉道与中间相比显得轮廓清晰。

芤脉应当与同样主失血之候的革脉相鉴别。仲景曰：弦则为寒，芤则为虚，虚寒相搏，此名曰革。芤脉浮而无力，中央空，两边实，并无弦意；革脉则浮而有力，且有弦象，在临床上需用心体会。

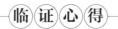

某少年，症诊：旬日，或浃辰之间，必吐血数日，寝至每日必吐，屡治无效。脉近和平，微有芤象。方：生龙骨（捣细一两）、生牡蛎（捣细一两）、萸肉（去净核一两），煎服，三剂而愈。

按语：此医案中，患者每日吐血，失血则见脉芤。《内经》曰："阳明厥逆，则吐衄。"方中龙骨、牡蛎能收敛上溢之热，使之下行，则上溢之血随之下行而归经；且性收涩以补之防溃。又恐肝伤而吐血，故用山萸肉

---

① 尺部见之多下血：即尺部脉呈芤象时，病变部位多在下焦。

② 赤淋：尿中带血，即血淋。

收敛肝气之横恣。《伤寒论》第246条"脉浮而芤,浮为阳,芤为阴,浮芤相搏,胃气生热,其阳则绝"。方中行曰"浮为气上行,故曰阳;芤为血内损,故曰阴"。胃中生热者,阴不足以和阳,津液干而成枯燥也。沈氏云"浮为邪,芤为阴血虚。以余论之,凡见浮芤相搏之脉,多是暑热伤津"。沈尧封曰"卫气为阳,人之所知也;津液为阳,人之所未知也"。经云:"上焦出气,宣五谷味,熏肤充身泽毛,若雾露之溉,是谓气。卫气,即津液也。故在外之津液少,则曰无阳,不能作汗。在内亡津液,则曰阳绝于里,要之言阳也,即言卫气也,即言津液也。"

医案举例

天津宁氏妇,年近四旬,素病虚劳,偶因劳碌过甚益增剧。病因:处境不顺,家务劳心,饮食减少,浸成虚劳,已病倒卧懒起床矣。又因讼事,强令公堂对质,劳苦半日,归家病大加剧。证候:卧床闭目,昏昏似睡,呼之眼微开不发言语,有若能言而甚懒于言者。其面色似有浮热,体温38.8℃,问其心中发热乎?觉怔忡乎?皆颔之。其左脉浮而弦硬,右脉浮而芤,皆不任重按,一息六至。两日之间,惟少饮米汤,大便数日未行,小便亦甚短少。处方:野台参四钱、生怀山药八钱、净萸肉八钱、生龙骨八钱,捣碎,大甘枸杞六钱、甘草二钱、生怀地黄六钱、玄参五钱、沙参五钱、生赭石五钱,轧细,生杭芍四钱,共煎汤一大盅,分两次温饮下。

按语:此医案中患者脉之左弦右芤,知系气血亏极有阴阳不相维系之象。是以阳气上浮而面热,阳气外越而身热,此乃虚劳中极危险之证也。所幸气息似稍促而不至于喘,虽有咳嗽亦不甚剧,知尤可治。斯当培养其气血,更以收敛气血之药佐之,俾其阴阳互相维系。

十六、弦脉阳中阴

原文

弦脉端直以长①。《素问》。如张弓弦。《脉经》。按之不移，绰绰②如按琴瑟弦。巢氏。状若筝弦。《脉诀》。从中直过，挺然指下。《刊误》。

弦脉在卦为震，在时为春，在人为肝。轻虚以滑者平，实滑如循长竿者病，劲急如新张弓弦者死。池氏曰：弦紧而数劲为太过，弦紧而细为不及。戴同父曰：弦而耎，其病轻。弦而硬，其病重。脉诀言，时时带数，又言脉紧状绳牵，皆非弦象，今削之③。

【体状诗】

弦脉迢迢端直长④，肝经木王土应伤⑤。

怒气满胸常欲叫⑥，翳⑦蒙瞳子泪琳琅⑧。

【相类诗】

弦来端直似丝弦，紧则如绳左右弹。

紧言其力弦言象⑨，牢脉弦长沉浮间。

又见长脉。

【主病诗】

弦应东方肝胆经，饮痰寒热疟缠身。

---

① 端直以长：直且长之意。

② 绰（chuò 辍）：宽裕貌，此处指脉长。

③ 今削之：此处强调《脉诀》所说"时时带数，脉紧状绳牵"的脉象皆不是弦脉。

④ 弦脉迢迢端直长：指弦脉的特点是端直而长，如寻长杆之末梢。

⑤ 肝经木王土应伤：弦脉大多见于肝郁气滞的患者，如若肝木旺，便会克脾土，即土应伤。

⑥ 怒气满胸常欲叫：形容肝气郁滞的症状。"足厥阴肝经绕阴器，布胸胁"，故患者常肝到怒气满胸。

⑦ 翳：指眼翳，会降低患者视力。

⑧ 泪琳琅：风火上攻则迎风流泪。

⑨ 紧言其力弦言象：指紧脉主要体现在力度上；而弦脉主要体现在弦象，其力度并不明显。

浮沉迟数须分别，大小单双有轻重[①]。

寸弦头痛膈多痰，寒热癥瘕察左关。

关右胃寒心腹痛，尺中阴疝脚拘挛。

弦为木盛之病，浮弦支饮外溢。沉弦悬饮内痛。疟脉自弦，弦数多热，弦迟多寒。弦大主虚。弦细拘急。阳弦头痛，阴弦腹痛。单弦饮癖，双弦寒痼。若不食者，木来克土，必难治。

▣ 点 评

本节对弦脉的脉形特征、脉理机制、主病及脉象鉴别都作了较为全面的论述。弦脉长直，形似琴弦。按之亦如按弦，应指如琴弦。另外，孙思邈在《千金翼方·诊脉大意第二》中指出："按之如琴瑟弦，三关通病，梗梗无有屈挠，名曰弦。"指出弦脉有一定张力，戴起宗在《脉诀刊误·七表》描述弦脉指感特征为"指下左右皆无，从前中后直过，挺然于指下"。

弦脉分为生理性弦脉和病理性弦脉。《素问·玉机真脏论》有云："春脉者肝也，东方木也，万物之所以始生也，故其气来软弱轻虚而滑，端直以长，故曰弦，反此者病。"《素问·平人气象论》指出："平肝脉来，软弱招招如揭长竿末梢曰肝平。"提示生理性的弦脉脉象主要表现为端直以长，如按弓弦，软弱轻虚而滑，指下按之有弓弦之尖锐感而柔和流畅，且脉势畅达而显气血冲和之象。正常青年男性和老年人亦可见生理性弦脉，青年人提示其生机旺盛，气血冲和，老年人则为人体组织器官正常退化的表现。

《素问·平人气象论》有云："病肝脉来，盈实而滑，如循长竿，曰肝病，死肝脉来，急益劲，如新张弓弦，曰肝死。"此描述为病理性弦脉，其表现为"盈实而滑，如循长竿"，"如循长竿"提示其脉如长竿之直，其脉"盈实"而非"轻虚"，按之失于柔和流畅、气血冲和，但仍有滑利之象，若按之如"新张弓弦"则毫无柔和之象，此为真脏脉现，故曰"肝死"。

弦脉主病主要有肝病、痰饮、疼痛、疟疾等，主要以实证为主，同

---

① 大小单双有轻重：即单弦饮癖，双弦寒痼。弦脉多有兼象，临床上需要仔细推敲。

时弦脉亦可见于虚证，或虚实夹杂的病证，其病理因素涉及广泛，有寒有热，有虚有实，有气滞，有食积，亦有痰饮等。

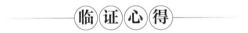

奉天大西关陈某，年四十余，自正月中旬，觉心中发热懒食，延至暮春，其热益甚，常常腹痛，时或时泄，其脉右部弦硬异常，按之甚实，舌苔微黄。知系外感伏邪，因春萌动，传入胃腑，久而化热，而肝木复乘时令之旺以侮克胃土，是以腹疼且泄泻也。其脉象不为洪实而现弦硬之象者，因胃土受侮，亦从肝木之化也。为疏方用生杭芍、生怀山药、滑石、玄参各一两，甘草、连翘各三钱，煎服一剂，热与腹痛皆愈强半，可以进食，自服药后大便犹下两次，诊其脉象已近平和，遂将方中芍药、滑石、玄参各减半，又服一剂痊愈。

按语：此医案中，患者右部脉象弦硬有力，腹痛腹泻，且于春日发病，考虑肝木侮胃土。舌苔微黄，且患者既往又外感病史，故考虑外感伏邪郁而化热。治法当以柔肝止痛，辅以清热之法。临床有时还可见肺病患者有弦象，主要多见于肺系慢病重病之中，其形成主要与气机失调、痰瘀邪气内阻、肺脾肾亏虚有关。肺主气，司呼吸，人体一身之气皆归属于肺；肝主疏泄，全身气血的和顺周流有赖于肝气的正常疏泄，肝气从左升发，肺气由右肃降。肺病日久，肺气亏虚，肺主行水之功能失常，脾气所散之精，上输于肺而不得宣散，日久痰湿内聚，痰湿困脾，不得运化，肝气内郁而成"土壅木郁"之证，肝气郁滞，疏泄失职，故可见弦脉。另外，肺朝百脉而主治节，可助心行血，慢性肺病中，久病肺气正常生理功能失常，失其朝百脉、主治节之功能，或者是肺气亏虚不能推动血脉之运行，均可导致瘀血内生，血瘀则脉络郁滞，气机不利，影响气机的疏泄功能，亦可见弦脉。

医案举例

江少微治邑人方信川子，年三十余，因劳役失饥，得潮热疾，六脉弦数，宛然类瘵疾，但日出气暄则热，天色阴雨夜凉则否，暄盛则增剧，稍晦则热减，已逾二年。江曰：此内伤脾胃，阴炽而阳郁耳。以补中益气汤加丹皮、地骨。嗽喘，更加阿胶、麦冬、五味子而愈。

按语：劳瘵乃精竭血虚、火盛无水之症，脉多弦数，潮热，咳嗽，咯血，若肉脱、脉细数者不治。经云：心本热，虚则寒；肾本寒，虚则热。又云：心虚则热，肾虚则寒。当分别阴阳虚实。心肾虚而寒者，是气血正虚，以其禀赋中和之人，暴伤以致耗散真气，故必近于寒，宜温补以复元气；心肾虚而热者，是气血之偏虚也，以其天禀性热血少之人，贪酒好色，肾水不升，心火不降，火与元气不两立，一胜则一负，故致于热也，苟非滋阴养血，凉肝补肾，则阳愈亢而成劳极偏虚之症矣。或有挟外感邪热，致烁阴血枯涸者，固不可用参、芪甘温之药。若产后血虚，及劳心用力失血，饮食失调，暴伤血虚之症，非血虚本病，亦正虚之类也，又兼温补其气。阳虚者挟寒之症，阴虚者挟热之候，内伤者暴损元气，虚损者累伤气血，积损成劳，病已极矣，虽良工鲜能善其后矣。

十七、革脉阴

原文

革脉，弦而芤。仲景。如按鼓皮。丹溪。

仲景曰：弦则为寒，芤则为虚，虚寒相搏，此名曰革。男子亡血[1]失精，妇人半产[2]漏下。《脉经》曰：三部脉革，长病得之死，卒病得之生。

时珍曰：此即芤弦二脉相合，故均主失血之候。诸家脉书，皆以为牢脉，故或有革无牢，有牢无革，混淆不辨。不知革浮牢沉，革虚牢实，形证皆异也。又按《甲乙经》曰：浑浑革革，至如涌泉，病进而危；弊弊绵绵，共去如弦绝者死。谓脉来浑浊革变，急如涌泉，出而不反也。王贶观以为溢脉，与此不同。

【体状主病诗】

革脉形如按鼓皮，芤弦相合脉寒虚。

---

① 亡血：即血大虚。

② 半产：即女子流产。

女人半产并崩漏，男子营虚或梦遗[①]。

【相类诗】

见芤、牢。

□ 点 评

本节对革脉的脉形特征、脉理机制、主病及脉象鉴别都作了较为全面的论述。根据李时珍的说法，革脉既弦又芤，为二者相合之脉。第十版《中医诊断学》教材中对于革脉的描述为"浮而搏指，中空外坚，如按鼓皮"。"如按鼓皮"是将"革"字理解成了"皮革"，该说法首次提出于元代滑伯仁，后经朱丹溪等人的推崇，延用至今。《脉经》曰："革脉，有似沉伏，实大而长微弦。"有学者误认为革脉是由沉、伏、实、大而长、微弦等七种脉共同组合而成的脉象，实则不然。沉脉和伏脉在《脉经》脉法中是相似脉。沉脉可以是肾脉应于冬季的季节脉象，如若沉脉沉的程度继续加深，则转变为伏脉。伏脉如果转伏而上，则变化为沉脉。沉和伏这种相互转化的关系，才符合《内经》和仲景脉法中"革"的含义。因此，有学者认为革脉只代表脉象在生理和病理过程中发生的变化和转变，而不是一个确切的脉象。

张仲景言：革脉即弦、芤二脉相合而来，亦为失血所致。男子则失精亡血，女子则见流产或月经淋沥或带下。《脉经》中说：三部脉皆是革脉，突然得病则预后较好；如若久病见三部脉革，则预后不良。李时珍言：革脉是弦、芤二脉相合而来，主病多为失血过多以致血虚，伤精过多以致失精。主病女子见之多为小产及漏下之证；男子则多为伤精。

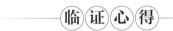
临证心得

自述素患心痛，发则痛不欲生，服姜汤少安，手按之略减，日轻夜重，脉见浮革，是肾气不交于心，寒邪犯之，君主势自不安。若徒祛寒而不补肾，治法未中窍要，水火既济，坎离始奠，庶有效焉，方列于后。熟

[①] 梦遗：有梦称遗精，无梦称滑精。

地黄六钱，山茱萸三钱，怀山药三钱，炒白术三钱，巴戟天三钱，肉桂八分，五味子五分同煎服。

按语：革脉最为病脉中之险脉，而人多忽之，以其不知革脉之真象，即知之亦多不知治法也。其形状如按鼓革，外虽硬而中空，即弦脉之大而有力者。因其脉与弦脉相近，是以其脉虽大而不洪（无起伏故不洪），虽有力而不滑（中空故不滑）。即以此揣摩此脉，其真象可得矣。其主病为阴阳离绝，上下不相维系，脉至如此，病将变革（此又革脉之所以命名），有危在顷刻之势。

医案举例

外孙王竹孙，年五十，身体素羸弱，于仲夏得温病。心中热而烦躁，忽起忽卧，无一息之停。其脉大而且硬，微兼洪象，其舌苔薄而微黑，其黑处若斑点，知其内伤与外感并重也。其大便四日未行，腹中胀满，按之且有硬处。其家人言，腹中满硬系宿病，已逾半载，为有此病，所以身形益羸弱。因思宿病宜从缓治，当以清其温热为急务。为疏方用白虎加人参汤，方中石膏用生者两半，人参用野台参五钱，又以生山药八钱代方中粳米，煎汤两盅，分三次温饮下。一剂外感之热已退强半，烦躁略减，仍然起卧不安，而可睡片时。脉之洪象已无，而大硬如故。其大便尤未通下，腹中胀益甚。遂用生赭石细末、生怀山药各一两，野台参六钱，知母、玄参各五钱，生鸡内金钱半。煎汤服后，大便通下。迟两点钟，腹中作响，觉瘀积已开，连下三次，皆系陈积，其证陡变，脉之大与硬，较前几加两倍，周身脉管皆大动，几有破裂之势，其心中之烦躁，精神之骚扰，起卧之频频不安，实有不可言语形容者。其家人环视惧甚，愚毅然许为治愈，遂急开净萸肉、生龙骨各两半，熟地黄、生山药各一两，野台参、白术各六钱，炙甘草三钱，前汤一大碗，分两次温饮下，其状况稍安，脉亦见敛。当日按方又进一剂，可以安卧。须臾，其脉渐若瘀积未下时，其腹亦见软，惟心中时或发热。继将原方去白术，加生地黄八钱，日服一剂。三剂后，脉象已近平和，而大便数日未行，且自觉陈积未净，遂将萸肉、龙骨各减五钱，加生赭石六钱，当归三钱，又下瘀积若干。其脉又见大，遂去赭石、当归，连服十余剂痊愈。

按语：临床中革脉多见于三脱（血脱、精脱、液脱），也见于气虚或气血两虚同时脉体兼痰瘀壅滞者。当脉中血量明显减少，气虚推动无力，脉体软弱空虚，充盈不足时，脉体较粗大或脉边较为明显，常见虚脉或革脉，可以使用补脾益气药。有的患者虽已出现了虚脉或革脉，但可无任何明显症状，血压常不高，或忽高忽低，这可见于遗传性高血压，也可使用补脾益气药。《素问·脉要精微论》说："浑浑革至如涌泉。"《脉学正义》也云："浑浑革革，与如涌泉，宁非邪气有余，病势正盛，故为病进而可危。"此处之"革"便是指革脉，有学者称之为"变异性革脉"。但这种"浑浑革至如涌泉"，必定是在轻按时"浑浑"貌似"涌泉"，中取、重按时便见中空、边硬。正如《素问·大奇论》所说："脉至如涌泉，浮鼓肌中，太阳气予不足也。"如在中取甚至重按时仍较有力，仍然"脉至如涌泉"，那便是一种"变异性革脉"。患者出现这种脉象时，提示气血尚足，此时不宜使用补脾益气药。但这种"变异性革脉"将会不断变化，最终因气血渐虚变成典型的革脉。

十八、牢脉 阴中阳

原文

牢脉，似沉似伏，实大而长，微弦。《脉经》。

扁鹊曰：牢而长者肝也[1]。仲景曰：寒则牢固。有牢固之象。沈氏曰：似沉似伏。牢之位也。实大弦长，牢之体也。《脉诀》不言形状，但云：寻之则无，按之则有。云：脉入皮肤辨息难，又以牢为死脉，皆孟浪谬误。

【体状相类诗】

弦长实大脉牢坚，牢位常居沉伏间。

革脉芤弦自浮起，革虚牢实要详看。

---

[1] 牢而长者肝也：牢脉中见脉长的属于肝。笔者推测是类似弦脉的原理。

【主病诗】

寒则牢坚里有余[①]，腹心寒痛木乘脾[②]。
疝癫癥瘕何愁也[③]，失血阴虚却忌之。

> 牢主寒实之病，木实则为痛。扁鹊云：软为虚，牢为实。失血者，脉宜沉细，反浮大而牢者死[④]，虚病见实脉也。脉诀言，骨间疼痛，气居于表。池氏以为肾传于脾，皆谬妄不经。

□ 点　评

本节对牢脉的脉形特征、脉理机制、主病及脉象鉴别都作了较为全面的论述。从脉形特征看，牢脉的脉位似沉似伏，在沉伏之间，脉体实大弦长。如《脉学辑要》曰："牢者沉坚有根之极，当以此辨之。"《诊宗三昧》曰："如弦缕之状。"《三指禅》曰："锦匣内绵裹针。"《沈氏尊生书》曰："有力为牢。"《医学心悟》曰："牢，沉而坚硬也。"《医碥》说："弦大迟而沉实者为牢。"脉诀仅指出寻之则无，按之则有。而扁鹊指出牢而长者属肝；仲景指出牢为寒脉，寒则牢固，均批评了脉诀对牢脉的形容不明确。

牢脉多见与阴寒内盛、疝气瘕积等病症。《脉简补义》曰："牢脉极沉而迟，挺长坚实，不见起伏来去；此阴冷固结之象，肝肾二经气冷血寒。"《脉学阐微》曰："牢脉主病邪牢固，虚症少见牢脉，凡风痉拘急，坚积内伏，寒疝瘕等病多见之。"牢脉主实，有气血之分，积有形痞块，是实在血分，聚无形痞结，是实在气分。如牢脉见于失血、阴虚等症，是阴气暴亡，无以维阳，孤阳外越，阴阳离决，数危重证候。疝气、阴囊肿大、症瘕积聚等等积聚病出现牢脉，是实证实脉不用担心。但如果是失血阴虚的虚证却出现了牢脉，那就是正虚邪盛的表现需要引起重视。

牢脉当与沉脉、弦脉相鉴别。牢脉虽是综合沉（或伏）实、大、长、弦几种条件所构成，沉取始得，轻取中取均不应，按之坚固有力，左右推寻动而不移。故牢脉的含意，坚牢固实和深居在内明矣。知此，则与紧

---

① 寒则牢坚里有余：即沉寒里实，邪气有余的病变。
② 腹心寒痛木乘脾：指心腹部冷痛、肝气郁结、脾失健运时都有可能出现牢脉。
③ 疝癫癥瘕何愁也：此处指实证出现实脉，脉症相同，此为顺象，不必太过紧张。
④ 反浮大而牢者死：即虚证出现实脉，脉症相反，此为正气大伤，邪气犹盛的征象。

脉、弦脉不难鉴别。

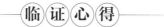

临证心得

天津徐氏妇，年近三旬，得胃脘疼闷证。病因：本南方人，久居北方，远怀乡里，归宁不得，常起忧思，因得斯证。证候：中焦气化凝郁，饮食停滞艰于下行，时欲呃逆，又苦不能上达，甚则蓄极绵绵作疼。其初病时，惟觉气分不舒，服药治疗三年，病益加剧，且身形亦渐羸弱，呼吸短气，口无津液，时常作渴，大便时常干燥，其脉左右皆弦细，右脉又兼有牢意。处方：生怀山药一两，大甘枸杞八钱，生箭芪三钱，生鸡内金三钱，黄色的生捣生麦芽三钱，玄参三钱，天花粉三钱，天冬三钱，生杭芍二钱，桂枝尖钱半，生姜三钱，大枣三枚、掰开，共煎汤一大盅，温服。

按语：《内经》谓脾主思，此证乃过思伤脾以致脾不升胃不降也。为其脾气不上升，是以口无津液，呃逆不能上达；为其胃气不降，是以饮食停滞，大便干燥。治之者当调养其脾胃，俾还其脾升胃降之常，则中焦气化舒畅，疼胀自愈，饮食加多而诸病自除矣。脉左右皆弦细，右脉又兼有牢意，牢脉多见与阴寒内盛、疝气瘕积等病症，此处"牢"是中焦气化凝郁，饮食停滞艰于下行之表现。

医案举例

天津李某某，年34岁，得腰疼证。病因：劳心过度，数日懒食，又勉强远出操办要务，因得斯证。证候：其疼剧时不能动转，轻时则似疼非疼绵绵不已，亦恒数日不疼，或动气或劳力时则疼剧。心中非常发闷，其脉左部沉弦，右部沉牢，一息四至强。观其从前所服之方，虽不一致，大抵不外补肝肾强筋骨诸药，间有杂似祛风药者，自谓得病之初，至今已三年，服药数百剂，其疼卒未轻减。处方：生怀山药一两，大甘枸杞八钱，当归四钱，丹参四钱，生明没药四钱，生五灵脂四钱，穿山甲二钱，炒捣，桃仁二钱，去皮捣碎，红花钱半，土鳖虫五枚，捣碎，广三七二钱，轧细药共十一味，先将前十味煎汤一大盅，送服三七细末一半，至煎渣重服时，再送其余一半。效果：将药连服三剂腰已不疼，心中亦不发闷，脉象虽有起色，仍未复常，遂即原方去山甲加川续断、生杭芍各三钱，连服数剂，脉已复常，自此病遂除根。

按语：《内经》谓通则不痛，此证乃痛则不通也。肝肾果系虚弱，其脉必细数，今左部沉弦，右部沉牢，其为腰际关节经络有瘀而不通之气无疑，治以利关节通经络故病愈。

十九、濡脉阴

原文

濡脉①，极软而浮细，如帛在水中。轻手相得。按之无有。《脉经》。如水上浮沤②。

帛浮水中，重手按之，随手而没之象。《脉诀》言：按之似有举还无。是微脉。非濡也。

【体状诗】

濡形浮细按须轻，水面浮绵力不禁，

病后产中犹有药，平人若见是无根。

【相类诗】

浮而柔细知为濡，沉细而柔作弱持，

微则浮微如欲绝，细来沉细近于微。

浮细如绵曰"濡"③，沉细如绵曰"弱"，浮而极细如绝曰"微"，沉而极细不断曰"细"。

---

① 濡脉：《内经》《脉经》称之为软脉。

② 浮沤（ōu 欧）：沤，水面上的泡沫。常比喻变化无常的世事和短暂的生命，此处是指手指下脉感如帛漫在水，虚浮于水面。

③ 浮细如绵曰"濡"：浮、细而绵软的脉为濡脉。

【主病诗】

濡为亡血阴虚病，髓海①丹田②暗已亏。

汗雨夜来蒸入骨③，血山崩倒湿侵脾。

寸濡阳微自汗多，关中其奈气虚何。尺伤精血虚寒甚，温补真阴可起疴④。濡主血阴虚之病，又为伤湿。

点　评

本节对濡脉的脉形特征、脉理机制、主病及脉象鉴别都作了较为全面的论述。濡脉是属于具有复合因素的脉象，它是浮、细、无力三种要素的综合。从脉形特征看，濡脉在浮部出现，极其细软无力，好像绵絮或水泡飘浮在水面上一样，只能轻轻地接触，稍微重按则无。

《脉诀汇辨》："濡者，即软之象也。必在浮候见其细软，若中候、沉候，不可得而见也。"濡脉形象的主要特征是浮而细柔，必须与弱、微、细三种脉象进行区分。弱脉的细柔颇与濡脉类似，但濡脉是在浮部出现，而"弱"脉却是在沉部才能见到。微脉的浮而微细，亦与濡脉近似，但濡脉重按则无，微脉重按只是不绝如缕。细脉与濡脉都极微细，但细脉也多出现在沉部，虽极细仍同微脉的不绝如缕，绝不如濡脉的重按则无。《医宗金鉴》云："浮而无力，濡脉也。沉而无力，弱脉也。浮中沉俱无力，似有似无，微脉也。"

濡脉多见于亡血伤阴或湿邪留滞之证。例如：髓海空虚、丹田不足、阴虚盗汗（汗雨夜来）、骨蒸烦热、妇女血崩、脾湿濡泻等，都往往可以见到濡脉。阳气微弱，表虚不固，以致汗出不止的，寸部可能见到濡脉。脾胃虚弱，中气不足的，关部可能见到濡脉。至于下焦虚寒，精血两伤，两尺部出现濡脉的，宜用甘温大剂，峻补真阴，才能治愈久病。

《脉经》以前，濡脉就只是无力的意思，如《内经》说春脉软弱招招，

---

① 髓海：四海之一，指脑，为髓所汇聚之所。《素问·五脏生成》："诸髓者，皆属于脑。"

② 丹田：在脐下三寸，男子精室、女子胞宫的精气都和丹田相通。丹田不足，则男子精亏，女子宫冷。

③ 蒸入骨：即骨蒸潮热，有热从骨往外蒸发的感觉。

④ 疴（kē 科）：疾病。

长夏脉软弱等。仲景"辨脉法"中说:"阳脉浮大而濡,阴脉浮大而濡。"东方肝脉"微弦濡弱"。自《脉经》提出"如帛衣在水中,轻手相得""软脉,极软而浮细"。之后,《诊家枢要》说:"如绵絮之浮水中。"《外科精义》说:"如帛在水中。"《脉诀刊误》说:"帛漫在水,虚浮见于水面,若用指按之,则随手面软散,不与手应。"《濒湖脉学》说:"如水上浮沤。"《四言举要》说:"绵浮水面。"《医宗说约》说:"如线之浮水中。"《诊宗三昧》说:"如絮浮术面。"《三指禅》说:"平沙而雨霏千点,濡脉按须轻,萍浮水面生。"《医醇剩义》说:"如水漂绵。"《诊脉三十二辨》说:"如水面浮绵。"这些都说明濡脉是浮而无力,具有轻柔细小的特点。

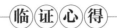

临证心得

汪石山治萧师训,年逾五十,形肥色紫,气从脐下逆冲而上,睡卧不安,饮食少,精神倦。汪诊之,脉皆浮濡而缓。曰:气虚也。问曰:丹溪云气从脐下起者,阴火也。何谓气虚?汪曰:难执定论。丹溪又云:肥人气虚,脉缓亦气虚。今据形与脉,当作气虚论治。遂以参、芪为君,白术、白芍为臣,归身、熟地为佐,黄柏、甘、陈为使。煎服十余帖,稍安。彼以胸膈不利,陈皮加作七分,气冲上。仍守前方,月余而愈。

按语:此条仍合丹溪二说同用之,非专主气虚也。惟汪公于濡缓脉,多以参、芪加麦冬、黄柏,不加附子,想系一生得手处。至如陈皮加作七分,气即冲上,此尤气虚之显然者,前方可操劵取效也。窃忆生平治气冲证,用熟地、归、杞、牛膝、紫石英、胡桃肉、坎气、青铅等药而愈者,不计其数。又有用肾气丸而愈者,用大补阴丸、三才丸而愈者,总不出丹溪之训。

医案举例

黄某,糖尿病。现病史:于10年前诊断为糖尿病,家境贫寒一直未予治疗。2006年3月,患者开始出现发热,视物不清,口干索饮等症状加重,医院测血糖22.3mmol/L,建议住院治疗,入院后即发生糖尿病高渗性昏迷,治疗7天好转出院,但患者因为经济原因坚持不肯使用西药控制,而于出院当天转求何任教授。刻诊:血糖12.3mmol/L,消瘦,口干明显,时有烘热，舌苔光剥，脉濡细。何任教授考虑当先控制血糖，以防再发高渗性昏迷。证候诊断：阴虚有热。治法：养阴清热。处方：天花粉15g，生地黄30g，党参15g，山萸肉10g，枸杞30g，卫矛10g，黄芪30g，麦冬15g，鲜芦根60g，地骨皮15g，炙鳖甲10g，桑白皮10g，7剂，常法煎服。患者服药后，再次就诊时热已退，口干等症状明显消失，测空腹血糖6.8mmol/L，医患双方皆非常满意，其中"天地参萸枸矛"6味药是何任教授治疗糖尿病的基本方，尤其是在降血糖方面有特殊的作用。何任教授认为，对于胰岛素拮抗患者，用该药组加味配合，往往能够取得满意疗效，而相关机制研究也正在进行中。

按：该患者糖尿病日久，耗伤阴液，临床以消瘦、口干、烘热、无苔、脉濡细等阴液不足，形体失养，阴虚内热为主要表现，治疗以养阴清热的药物天花粉、生地黄、山萸肉、麦冬、鲜芦根、地骨皮、炙鳖甲、桑白皮为主，同时以党参、黄芪、枸杞兼顾补气养阴，则阴水得充、虚阳得潜、内热得清。

二十、弱脉阴

原文

弱脉，极软而沉细，按之乃得，举手无有。《脉经》。

弱乃濡之沉①者。《脉诀》言：轻手乃得。黎氏譬如浮沤，皆是濡脉，非弱也。《素问》曰：脉弱以滑，是有胃气。脉弱以涩，是谓久病。病后老弱见之顺，平人少年见之逆。

【体状诗】

弱来无力按之柔，柔细而沉不见浮。
阳陷入阴精血弱，白头犹可少年愁。

【相类诗】

见濡脉。

---

① 沉：脉位较深。

【主病诗】

弱脉阴虚阳气衰，恶寒发热骨筋痿^①。

多惊多汗精神减，益气调营急早医。

寸弱阳虚病可知，关为胃弱与脾衰。

欲求阳陷阴虚病，须把神门两部推^②。

弱主气虚之病。仲景曰：阳陷入阴，故恶寒发热。又云：弱主筋，沉主骨，阳浮阴弱，血虚筋急。柳氏曰：气虚则脉弱，寸弱阳虚，尺弱阴虚，关弱胃虚。

点 评

本节对弱脉的脉形特征、脉理机制、主病及脉象鉴别都作了较为全面论述脉，弱脉从脉象特征看沉细无力而软，脉形细小，应指如线，脉势软弱无力，切脉时沉取方得。脉为血之府，阴血亏少，导致不能充盈脉管，故脉形细小；阳气虚衰，无力推动血液运行，脉气不能外鼓，故脉势软弱；脉管细小不充盈，其搏动部位在皮肉之下靠近筋骨处，指下感到细而无力，则脉位深沉。久病正虚，则脉弱为顺；新病邪实，则脉弱为逆。弱脉最大的特点是指下软弱，医家们把弱脉客观比喻为"如烂绵相似"，柔弱无力，反应弱脉的形象。《脉经》言弱脉为："极软而沉细，按之欲绝指下；按之乃得，举之无有。"但《濒湖脉诀》删除了《脉经》的"欲绝指下"的描述，认为弱脉可以有程度上的不同，不可能都是"欲绝"的，在后世医家的《四诊抉微》《脉如》《诊脉三十二辨》等医书中关于弱脉的见解也皆是略同。

在阐释弱脉和濡脉的区别上，认为濡脉和弱脉在脉象上有些许类似，濡脉是浮脉的一种，主诸虚或湿证，特征为浮而细软，如帛在水中，两者都是指下柔软无力而小之感。濡、弱两字的字义来讲也是相通的，但论脉时不可混为一谈，濡与弱脉位相对，濡脉浮取即得，按之中部似有似无，沉取不见，在《脉诀》中描述轻手即得，如水面上的泡沫一般，都是濡

---

① 筋痿：筋急挛缩。

② 欲求阳陷阴虚病，须把神门两部推：下焦阳气陷而不振，阴精亏乏至极者，两手尺部脉多见弱。

脉；弱脉则须沉按始得。

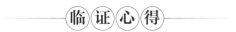

临证心得

得病二三日，脉弱，无太阳柴胡证，烦躁心下硬，至四五日，虽能食，以小承气汤，少少与微和之，令小安。至六日，与承气汤一升。若不大便六、七日，小便少者，虽不能食，但初头硬，后必溏，未定成硬，攻之必溏；须小便利，屎定硬，乃可攻之，宜大承气汤。

注：得病二三日，无太阳、少阳证，烦躁心下硬，至四五日，不大便。若脉大，属正阳阳明，胃实之证也，下之无疑。今脉弱，虽胃和能食，不可轻下，只可与小承气汤，少少与而微和之，令其小安。次日仍不大便，继与小承气汤促之。若六、七日竟不大便而小便少者，即不能食，亦属胃中尚未干燥，屎未定，如大攻之，初见复必溏也。须待小便利，知屎定，乃可攻之，仍大承气汤。

集注：方有执曰：太阳不言药，以有桂枝、麻黄之不同也；少阳言药，以专主柴胡也。凡以此为文者，皆互发也。以无太、少二经证，故知此属阳明，以脉弱，故宜微和，至六日以下，乃历叙可攻、不可攻之节度也。

医案举例

《病医大全》治发背下陷不起，不能食，脉弱无力，不能托毒外出。处方：人参、熟地、麦冬各60g，生黄芪、当归、山萸肉各30g，白术、银花各120g，远志9g，肉桂、茯苓各6g，北五味3g，清水煎服。一剂胃气火开者，即可转败为吉，服药后，少能进饭亦可救，若杳无应验，是胃气将绝，无可救药矣。

方义：处方用生脉法以补肺胃之阴，补血汤滋濡血液而实卫气，山萸肉、熟地养肝肾，白术、茯苓化阳气而健脾，肉桂、远志强心而媾肾，重用银花甘寒解毒，如此处理，确有转败为胜之功。方论云：此方补气血，更补肺肾之阴，盖阴生则阳长，阴阳生长则有根，易于接续。后以银花解除余毒，则毒解而血生，血生而肉长，肉长而皮合。倘以解毒为事，不补气血之阴阳，则阴毒不能变阳，有死而已。如服药后有饱闷感，少顷渐安者，尚有可生之机，不宜轻弃不救。皆为至理名言，从用药及论述，颇似傅青主，陈士铎语气。

二十一、散脉阴

原文

散脉，大而散。有表无里。《脉经》。涣漫不收。崔氏。无统纪，无拘束，至数不齐。或来多去少，或去多来少，涣散不收[1]。如杨花散漫之象。柳氏。

戴同父曰：心脉浮大而散，肺脉短涩而散，平脉也。心脉软散，怔忡，肺脉软散，汗出；肝脉软散，溢饮[2]；脾脉软散，胻肿[3]；病脉也。肾脉软散；诸病脉代散，死脉也。难经曰：散脉独见则危。柳氏曰：散为气血俱虚，根本脱离之脉，产妇得之生，孕妇得之堕。

【体状诗】

散似杨花散漫飞，去来无定至难齐，
产为生兆胎为堕，久病逢之不必医。

【相类诗】

散脉无拘散漫然，濡来浮细水中绵，
浮而迟大为虚脉，芤脉中空有两边。

【主病诗】

左寸怔忡右寸汗，溢饮左关应软散，
右关软散胻胕[4]肿，散居两尺魂应断。

点评

本节对散脉的脉形特征、脉理机制、主病及脉象鉴别都作了较为全面

---

[1] 涣漫不收：涣，散漫，松懈；漫，无拘束；不收，脉气不敛。
[2] 溢饮：饮邪泛体表肌肤所致，症见肢体沉重疼痛，或肿或兼喘咳。
[3] 胻肿：腿肿。胻（héng 恒），小腿。
[4] 胕（fū 肤）：古同"趺"，足之义。

的论述。从脉形特征看，散脉的脉形浮散无根，有表无里，中候渐空，按则绝矣，脉势来多去少，或去多来少，至数不齐。对散脉的脉理机制分析认为散脉的形成乃气血衰败，脏腑之气将绝。因阴阳不敛，元气离散，故脉来浮散不紧，漫无根蒂；阴衰阳消，血行无力，故脉来时快时慢，至数不齐。故《脉诀刊误集解》说："散者，大而散者是也，气失血虚，有表无里，故脉散也。"散脉主病"元气离散，脏腑之气将绝"。元气离则气不敛，脉道空虚，气散不聚，血失固摄，推动迟缓，则见脉来浮散；阴竭阳消，则阴不敛阳，阳气离散，血行随之而紊，而见脉散之象。诚如滑氏《诊家枢要》所谓："散为气血耗散，腑脏气绝，在病脉主虚阳不敛，又主心气不足。"此外，散脉还常见于溢饮、浮肿，怔忡、自汗等病症，均与散脉元气离散，阴阳不敛，脉气涣漫不收有关。

此外，提示了散脉与濡脉、虚脉、芤脉不同之处。临床上应注意与虚脉相鉴别，如李士材认为："散脉，自有渐无，散乱不整；浮取俨然大，中候顿觉无力而减其十之七八，沉候则杳然不可得而见矣。极与虚脉相类。但虚脉虚合四形，浮大迟软；及乎寻按，几不可见。夫虚脉按之虽软，犹可见也；散脉按之绝无，不可见也。"详言其之异同。

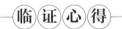

手太阴暑温，或已经发汗，或未发汗，而汗不止，烦渴而喘，脉洪大有力者，白虎汤主之；脉洪大而芤者，白虎加人参汤主之；身重者，湿也，白虎加苍术汤主之；汗多脉散大，喘喝欲脱者，生脉散主之。

医案举例

张某，男，63岁，教师。前日夜半登厕，突然昏仆不语，单侧纵缓，某医院诊断为脑出血，治疗2天无效，遂转我院。诊时神志昏迷，气息若断若续，目合口开，汗出如油，肢厥，二便失禁，舌体短缩，脉象散大。患者花甲有余，阴虚内热，阳失潜藏，厥阴风阳交炽，机窍壅塞太甚而发病。时日几曾误延，致病势一溃再溃，阴液愈见大伤，终使阴不敛阳，出现阳亡欲脱，盖此气复则生，不复则死。宜急救阴敛阳，直进生脉、参附辈，俾阳回阴复，尚有生望。

处方：西洋参、麦冬各10g，五味子6g，制附片3g，浓煎100ml，频服。

另用人参注射液8ml，肌内注射，每日3次。

药后10小时，气息渐匀，神志稍清，舌能略伸，面色转好，鼾声及肢厥汗出稍瘥，但二便仍失禁，口干，唇齿干燥，脉细数。斯阳回阴复，守方加山药50g，芡实30g，顾护脾胃，中焦取汁有望，下焦之肾约束有权。

上药2剂，神志转清，气息已匀，汗止厥回，二便失禁告愈，但语謇音低，肢体纵缓，舌虽伸而质红光亮，脉细数，此恶候已平，机窍得宜，不帷肾约束有权，且脾精亦见来复。然络虚风痰留滞，津伤气不注脉，拟益气养阴，祛风和络，予益胃汤合牵正散加减。

处方：沙参30g，麦冬、玉竹、石斛、黄芪、山药、桑枝各15g、僵蚕10g，全蝎6g，水竹沥50ml。

上药10剂，纵缓之侧渐次乃起，扶之可慢步病榻周围，语謇日趋向愈，舌脉如平人。后调整方药，少佐大活络丸，住院月余，基本痊愈。

解析：中风起病急骤，以突然昏仆，不省人事，或口眼㖞斜，言语不流利，半身不遂为主症。为难治疾病之一，吕氏经多年临床观察，可表现为邪陷正溃，阴竭阳亡；浊阴夹热，弥漫阻窍；肝阳暴张，血随气逆；风阳夹痰，上闭清窍；瘀血阻滞，留于经络等证候，根据不同病机，随证施治取得了明显效果。本案邪陷正溃，阴竭阳亡。症见面色苍白，昏迷不语，目合口开，手撒遗尿，鼾声息微，肢厥汗出，偏瘫纵援，舌体短缩，脉微欲绝。宜救阴回阳，固摄虚脱。方选生脉散合参附汤化裁。用西洋参、麦冬各10g，五味子6g，制附子3g。

二十二、细脉阴

原文

细脉，小于微而常有，细直而软，若丝线之应指。《脉经》。

素问谓之小。王启玄言，如莠蓬①，状其柔细也。《脉诀》言，往来极微。是微反大于细矣，与经相背。

【体状诗】

细来累累细如丝，应指沉沉无绝期。

春夏少年俱不利，秋冬老弱却相宜。

【相类诗】

见微、濡。

【主病诗】

细脉萦萦血气衰，诸虚劳损七情乖②。

若非湿气侵腰肾，即是伤精汗泄来。

寸细应知呕吐频，入关腹胀胃虚形。

尺逢定是丹田冷，泄痢遗精号脱阴③。

《脉经》曰：细为血少气衰。有此证则顺，否则逆。故吐衄得沉细者生④。忧劳过度者，脉亦细。

点 评

本节对细脉的脉形特征、脉理机制、主病及脉象鉴别都作了较为全面的论述。从脉形特征看，细脉的脉形细弱无力，细直而软，应指如丝线，脉来连绵不绝，连续不断。对细脉的脉理机制分析认为细脉的形成乃气血两虚，营血亏虚不能充盈脉道，气不足则不能鼓动血液运行，故脉体细小无力；亦可见于湿邪阻遏脉道，伤人阳气。诚如李士材《脉诀汇辨》所谓："细脉、微脉俱为阳气衰残之候。夫气主之，非行温补，何以复其散失之元乎？常见虚损之人，脉已细而身常热，医者不究其元，而以凉剂投之，何异于恶醉而强酒？遂使真阳散败，饮食不进，上呕下泄，是速之使毙耳。"细脉主病有"气血两虚，诸虚劳损，湿证"等。气血同源，气为

---

① 莠蓬：杂草。莠，指一种有害于农作物生长的杂草。蓬，蓬草，一种茎细而软的杂草。

② 七情乖：指情志失调。

③ 脱阴：阴液枯竭。

④ 生：指病情预后较好。

血之帅，血为气之母，气血两虚则血脉不充，运行滞缓；脾为后天之本，诸虚劳损、湿邪内生，久则脾土困乏，运化无力，气血生化无源，而见细脉；故细脉主病均因气血功能紊乱而成。此外，细脉还常见于伤精、汗泄、泄痢、遗精、脾胃虚等，均与细脉之精血、津液耗伤，或久思伤脾，生化无源，自戕气血有关。

此外，提示了细脉应注意与其他脉象区别，如对《脉诀》中"微反大于细"的说法与《脉经》相悖。临床上应注意与微脉相鉴别，如李士材《脉诀汇辨》认为："细脉，小也，细也，状如丝也。比之于微，指下犹尚易见，未至于举按模糊也，极与短脉相类。但微脉极细，而又极软；似有若无，欲绝非绝。"详言两脉之别也。

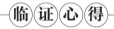

手足厥寒，脉细欲绝者，当归四逆汤主之。若其人内有久寒者，宜当归四逆加吴茱萸生姜汤。

此详申厥阴脏厥之轻证也。手足厥寒，脉细欲绝者，厥阴阴邪寒化之脉证也。然不通身肤冷，亦不躁无暂安时者，则非阳虚阴盛之比，故不用姜、附等辈，而用当归四逆汤，和厥阴以散寒邪，调荣卫以通阳气也。若其人内有久寒者，宜当归四逆汤，加吴茱萸、生姜，以直走厥阴，温而散之也。

程知曰：不用姜、附者，以证无下利，不属纯阴也。盖脉细欲绝之人，姜、附亦足以劫其阴。故不惟不轻用下，且亦不轻用温也。郑重光曰：手足厥冷，脉细欲绝，是厥阴伤寒之外证，当归四逆，是厥阴伤寒之表药也。

医案举例

李某，女，25岁。皮肤瘙痒，指间易发小水泡多年。自觉身热则皮肤瘙痒难忍，与气候无关。手心热则手痒，身热则肌肤痒。稍有口臭，腰略酸软，饮食一般，大便不规律，时干时稀，怕冷，眠差。舌淡白，苔白水润，脉细略数。处方：生黄柏12g，砂仁25g，炙甘草25g，炮姜20g，紫石英30g，龙骨30g，牡蛎30g，白芷20g，白鲜皮30g，乌蛇20g。5剂。

药后身痒消失，指间小水疱消失。夜尿 1 次，大便仍不规律，眠差，易醒则再难眠、口略臭，腰仍酸软。舌淡白，白润苔，脉细缓。调方：生黄柏 12g，砂仁 20g，炙甘草 20g，炮姜 30g，紫石英 30g，龙骨 30g，牡蛎 30g，淫羊藿 20g、菟丝子 20g，鹿衔草 30g。5 剂。

按语：此案舌淡白，苔白水润，脉细略数，怕冷，提示阳虚湿盛；虚阳外浮，郁热于肌肤而致瘙痒，处以封髓丹合炮姜甘草汤加味潜镇浮阳，兼以白芷、白鲜皮、乌蛇除湿止痒，二诊在原方基础上加用补肾填精之品，以期扶阳固肾。

二十三、伏脉_阴

原文

伏脉，重按着^①骨，指下裁^②动。《脉经》。脉行筋下。《刊误》。《脉诀》言：寻之似有，定息全无。殊为舛谬^③。

【体状诗】

伏脉推筋着骨寻，指间裁动隐然深。
伤寒欲汗阳将解，厥逆脐疼证属阴。

【相似诗】

见沉脉。

【主病诗】

伏为霍乱吐频频，腹痛多缘宿食停。
蓄饮^④老痰成积聚，散寒温里莫因循。

---

① 着（zhuó 卓）：接触。

② 裁：通"才"字，仅仅、才能。

③ 舛谬：错误，差错之义。舛（chuǎn 喘），错误。

④ 蓄饮：即积水。水饮积聚不散的意思。

食郁胸中双寸伏，欲吐不吐常兀兀①。

当关腹痛困沉沉，关后疝疼还破腹②。

伤寒，一手脉伏曰单伏，两手脉伏曰双伏，不可以阳证见阴为诊。乃火邪内郁，不得发越，阳极似阴，故脉伏，必有大汗而解。正如久旱将雨，六合③阴晦，雨后庶物皆苏之义。又有夹阴伤寒，先有伏阴在内，外复感寒，阴盛阳衰，四脉厥逆，六脉沉伏，须投姜附及灸关元，脉乃复出也。若太溪、冲阳皆无脉者，必死。

《脉诀》言：徐徐发汗。洁古以附子细辛麻黄汤主之，皆非也。刘元宾曰：伏脉不可发汗。

🗇 点　评

本节对伏脉的脉形特征、脉理机制、主病及脉象鉴别都作了较为全面的论述。脉从脉形特征看，伏脉搏动的部位隐伏于筋下，附着于骨上，浮取、中取、重取均不可见，诊脉时需用指力直接按至骨上，然后推动筋肉，才能触及脉搏，甚则伏而不见，批评了《脉诀》中"寻之似有，定息全无寻"的观点。伏脉的脉象机理为邪气闭塞，气血凝结，不能宣通，脉道潜伏不显，属实证，多见于暴厥、猝惊等急证；一为禀赋不足或久病绵延，气血虚损，阳气欲绝，不能鼓脉于外，脉搏沉伏着骨，属虚证，如昏迷、虚脱等危证。在临床中邪气闭塞，气血凝结，乃至正气不能宣通，脉管潜伏而不显，但必伏而有力，多见于暴病；多由于实邪内伏，气血阻滞所致气闭、热闭、寒闭、痛闭、痰闭等，在《脉理求真》中"伏为阻隔闭塞之候。或火闭而伏，寒闭而伏，气闭而伏。其症或见痛极疝瘕，闭结气逆，食滞忿怒，厥逆水气。仍须详其所因，分其为寒为火，是气是痰，是新是旧，而甄别之"。若久病缠绵，气血虚损，气血虚损，阳气欲绝，不能鼓脉于外，而致脉搏沉伏着骨，必伏而无力，为正虚真气欲亡之兆，多见于卒中、昏迷、虚脱等危重之证，故《脉简补义》说："久伏致脱。"若两手脉涩伏，同时太溪与趺阳均不见者，属险证。伏脉多见于急危症或者

---

① 兀兀：兀（wū 乌），此处形容胸中难受、不安，想吐又吐不出来的样子。

② 当关腹痛困沉沉，关后疝疼还破腹：中焦寒食凝聚，以致腹痛身困时，两手关部常见伏脉；下焦寒凝气滞，而致剧烈的疝痛时，两手尺部常见伏脉。关，关部脉。

③ 六合：指上下和东西南北六个方位，泛指天下或宇宙。

疑难病，临床治疗上认同伏脉不可发汗，批评了《脉诀》和张元素治疗观点。

伏脉与沉脉两者相似，沉脉脉象轻取不应，重按乃得，如石沉水底，而伏脉则须推筋着骨，伏脉与沉脉只是脉位深浅程度上的差别，伏脉较沉脉的脉位更加深。即崔氏《脉诀》中所谓"沉极而伏"。《外科精义》说："伏脉之诊，比沉而伏，按之至骨方得，与沉相类。"

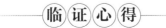

族侄煌，春温后忽鼻衄寒战，小水不利，舌上焦黄，目珠极红，六脉伏而不见，举室惶惶。予曰：此作汗之兆，由热极使然也。因先时汗未透彻，阳明余热在经迫血上行越出鼻窍，故有此症，以石膏、滑石、生地黄、升麻、赤芍药、牡丹皮、麦门冬、天花粉、甘草，煎而服之，汗出如雨，直至两踝，舌润而苔尽退，衄亦止，目珠色淡，脉乃渐出。改用人参、麦门冬、五味子、白芍药、甘草、知母、黄芩、柴胡、竹叶、石膏，服下。大便原五日未通，今亦始行，精神大转，饮食亦渐进矣。

按语：此医案患者的六脉虽伏而不见，但症见鼻衄寒战，舌苔焦黄，目赤。因先病汗出不彻，邪气入里化热。火郁于内，则内表现一派热象，鼻衄、目赤、舌苔焦黄；但阳气被遏，不能外达，则外失阳气之温煦，故寒战、脉伏。正如《濒湖脉诀》中所描述的"伏脉乃火邪内郁，不得发越，阳极似阴，故脉伏，必有大汗而解"。火郁证治疗关键在于宣畅气机，使所郁之火能够宣畅透达，药用清热解毒配伍麦门冬、天花粉养阴生津，升麻解毒升阳，火郁发之，张景岳谓"如开其窗、揭其被，皆谓之发"，诸药合用，驱邪而不伤正，散敛兼故；症状减轻，脉位渐浮，伏脉消失之后及时养阴增液，以防发汗过多，损伤阴液，服药后精神好转。

医案举例

胡某，女，38岁。经闭4年，渐至形寒，肢冷，颤抖，全身水肿，行动需人搀扶。全身水肿，下肢尤甚，按之凹陷，遍体肌肉轻微颤抖。头昏，畏寒，不欲食，神疲倦卧、四肢清冷，声低气短。面色青暗无泽，舌淡胖有齿痕，省薄白，脉伏。辨为少阴证经闭，阳虚水肿，法宜通阳渗湿，暖肾温中。

以茯苓四逆汤加味主之：制附子 120g（久煎），茯苓 30g，干姜 60g，桂枝 12g，炒白术 12g，潞党参 12g，炙甘草 30g，服完 1 剂，小便清长、肿胀略有减轻，每餐可进食米饭 50g，继服 2 剂，肿胀明显好转，颤抖停止，原方再进 3 剂，并以炮姜易干姜、加血余炭 30g，返家后续服，月余病愈。

按：此证属脾肾阳虚，阴寒内积，其畏寒，肢冷，神疲倦卧，声低气短，面色青暗，舌淡，脉伏，皆一派少阴寒化之明证。治以茯苓四逆汤，姜附回阳逐阴，甘草缓中，茯苓渗利，党参扶正，加白术补脾燥湿，增桂枝以通心阳而化膀胱之气，加炮姜易干姜，取其温经助血之行；再加血余炭，既有祛瘀生新之效，又具利小便之功，以促其肿胀消除，全案始终未用一味通经活血之药，径予大剂姜附温阳直取病本，"治之但扶其真元"，确显火神派风格。

二十四、动脉 阳

原文

动乃数脉。见于关上下，无头尾，如豆大，厥厥动摇 [①]。

仲景曰：阴阳相搏，名曰动。阳动则汗出，阴动则发热，形冷恶寒，此三焦伤也 [②]。成无己曰：阴阳相搏，则虚者动。故阳虚则阳动，阴虚则阴动。庞安常曰：关前三分为阳，后三分为阴。关位半阴半阳，故动随虚见。

《脉诀》言"寻之似有，举之还无""不离其处，不往不来""三关沉沉"，含糊谬妄，殊非动脉。詹氏言：其形鼓动如钩如毛者。尤谬。

---

① 厥厥动摇：厥，此处意为"短"也。指短而快速摇动的样子。形容脉象滑、数而短，如豆摇动，节律欠齐。

② 阳动则汗出，阴动则发热，形冷恶寒，此三焦伤也：阳动为阳虚，故汗出；阴动为阴虚，故发热。如不汗出，发热，而反形冷、恶寒者，三焦伤也。三焦者，原气之别使，主行气于阳。三焦既伤，则阳气不通而微，致身冷而恶寒也。

【体状诗】

动脉摇摇数在关，无头无尾豆形团，

其原本是阴阳搏，虚者摇兮胜者安。

【主病诗】

动脉专司痛与惊，汗因阳动热因阴，

或为泄痢拘挛病，男子亡精女子崩。

仲景曰：动则为痛为惊。《素问》曰：阴虚阳搏谓之崩[①]。又曰：妇人手少阴脉动甚者，妊子也。

◎ 点　评

本节对动脉的脉形特征、脉理机制、主病及脉象鉴别都作了较为全面的论述。从脉形特征看，动脉的脉形如豆，厥厥动摇，首尾俱短，不能满部，具有数、滑、短的特征。对动脉的脉理机制分析认为动脉的形成乃阴阳相搏，升降失司，气血失和而涌动，脉道随气血涌动而见滑数，但脉体较短。故王肯堂曰："阴升阳降，二者交通，上下往来于尺寸之内，方且充和安静，焉睹所谓动者哉。惟夫阳欲降而阴逆之，阴欲升而阳逆之，两者相搏，不得上下，鼓击之势，陇然高起，而动脉之形著矣。此言不啻与动脉传神。"（王肯堂《医辨》）动脉主病有"痛、惊、泄痢、拘挛、男子亡精、女子血崩"等。痛则脉络绌急，阴阳不和，气血运行阻滞；惊则气乱，血行随之而紊，而见脉搏躁动不安，滑数而短；故痛与惊均因气机逆乱而见动脉。诚如李士材所谓："阴阳不和，气搏击则痛，气撺进则惊也。"（《脉诀汇辨》）

动脉还常见于泄痢、拘挛、男子亡精、女子血崩等，均与动脉则阳虚不能固外，阴虚不能内守有关。故成无己曰："动，为阴阳相搏，方其阴阳相搏而虚者，则动。阳动为阳虚，故汗出；阴动为阴虚，故发热也。如不汗出、发热，而反形冷、恶寒者，三焦伤也。三焦者，原气之别使，主行

---

① 阴虚阳搏谓之崩：指出崩证之因，乃阴虚内热。虚火乘于阴分，与血搏结，血得热而妄行。故《女科经纶》曰："阴虚阳搏谓之崩。盖尺脉既虚，虚则血已损，寸脉搏击，虚火愈炽，谓之曰崩，由火逼而妄行也。"

气于阳。三焦既伤，则阳气不通而微，致身冷而恶寒也。《金匮要略》曰：阳气不通即身冷。经曰：阳微则恶寒。(《注解伤寒论》)

提示了动脉应注意与其他脉象区别，如批评了《脉诀》中与弱脉混淆，对詹氏认为动脉如钩、如毛，提出了质疑。临床上应注意与短脉相鉴别，如李士材认为："动脉，厥厥动摇，急数有力，两头俯下，中间突起，极与短脉相类。但短脉为阴，不数、不硬、不滑也；动脉为阳，且数、且硬、且滑也。"(《脉诀汇辨》)主病不同。《内经》所谓"短则气病"，通常有力为气郁，无力为气损。气虚不足，鼓动无力，血行难续，故脉短而无力，气郁则血行瘀阻，或痰饮阻滞，或宿食积滞，均可阻碍血脉通利，以致脉气郁而不伸而见短脉，但脉短而有力。

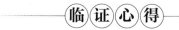

临证心得

从"寸口脉动而弱"分析惊与悸的病因、病机及二者间相互关系。《金匮要略·惊悸吐衄下血胸满瘀血病脉证治第十六》第一条曰："寸口脉动而弱，动即为惊，弱则为悸。"本条从动脉与弱脉的脉象来论述惊与悸的病因病机。若诊得其寸口脉的脉象如豆粒转动的形状，则为动脉，为惊证，形成动脉原因是由于外界的刺激，如大惊卒恐，使心无所倚，神无所归，血气逆乱，阴阳相搏，其人精神不定，卧起不安，于脉上见其动摇不定，如豆粒转动之状脉象，故曰"动即为惊"，同时动脉属于阳脉，因此所对应的惊证则为阳证。若诊得寸口脉细软无力的脉象，为弱脉，主悸证，形成的原因是由于气血不足，心脉失于充养，于脉象上反应为软弱无力的特点，"弱，不盛也"，故弱为阴脉，则其所相对应的悸证则为阴证，经曰"弱则为悸"。若寸口脉动、弱并见，则是本虚标实之证，是指气血两虚，心失所养，又因外邪惊恐所触，临床上可见精神惶恐，坐卧不安，心中悸动不宁，不能自主，是为惊悸证。可见惊与悸虽然在病因方面有外来与内生的不同，但二者在病变上又是相互影响，互为因果。

经云：阴虚阳搏谓之崩。此言热迫血而妄行也。又曰：阳络伤，则血外溢，阴络伤，则血内溢。外溢者，从上出，内溢者，从下流也。病患过于作劳，喜怒不节，则络脉伤损而血妄行矣。前症，若因热迫血而妄行者，用加味四物汤。若因络脉伤损者，用八珍汤。若瘀血凝积，佐以独圣丸。若因肝经火旺，不能藏血者，加味逍遥散。若因脾气虚，不能统血者，四君子汤加归、芍主之。若因思虑伤脾，不能摄血归经者，归脾汤。若气血两亏，血崩不止更用十全大补汤。丹溪云：凡血症，须用四君子之类以收功。若大吐、大下，毋以脉论，当急用独参汤救之。若潮热、咳嗽、脉数，乃元气虚弱假热之象，尤当用参术调补脾土。若服参术不相安者，即专以和平饮食调理之。

二十五、促脉阳

原文

促脉，来去数，时一止复来。《脉经》。如蹶之趣，徐疾不常[①]。黎氏。

《脉经》但[②]言数而止为促，《脉诀》乃云：并居寸口，不言时止者，谬矣。数止为促，缓止为结，何独寸口哉！

【体状诗】

促脉数而时一止，此为阳极欲亡阴[③]。

三焦郁火炎炎盛，进必无生退可生。

【相类诗】

见代脉。

【主病诗】

促脉惟将火病医，其因有五细推之。

时时喘咳皆痰积，或发狂斑与毒疽[④]。

促主阳盛之病。促、结之因，皆有气、血、痰、饮、食五者之别。一有留滞，则脉必见止也。

---

① 如蹶之趣，徐疾不常：蹶（jué 觉），跌倒；趣，趋向，任应秋先生认为这里的趣是醋的音，意同"促"；徐疾不常，指快慢无定数。形容脉象急数而忽扑，数而偶有停顿。

② 但：只。

③ 阳极欲亡阴：指出促脉数而时一止是阳盛伤阴的表现。

④ 或发狂斑与毒疽：或为火热入营血征兆。

点 评

本节对促脉的脉形特征、脉理机制、主病及脉象鉴别都作了较为全面的论述。从脉形特征看，促脉为数脉类，时有一止，止无定数。如陈士铎在《洞垣全书脉诀阐微》中所言："促脉，急遽之状，气耗而势难宽舒也。"《脉经》中只是描述数而止为促脉。同时指出《脉诀》在论述促脉时未提及时止之谬。

指出促脉的脉理机制是由于阳盛伤阴，或三焦气郁而化火形成；而促脉时有一止，停止频次越多意味着病情越重，否则病情缓解。促脉和结脉均可由于气、血、痰、饮、食五积内停，邪气留滞，在脉上则表现为停顿，而由五积所引起的表现各不相同，促脉均为内积而化热的表现。例如痰积则表现为咳喘，火邪入营则发狂，迫血妄行则出斑，血热伤肌则发毒疽。

阳盛伤阴使得促脉的脉形具有急而仓促表现出偶有停顿的特征。陈士铎对促脉进一步分析为"左寸见促，积聚有烦闷之苦；右寸见促，留滞兴痞满之忧；左关见促，肝无肾水之滋；右关见促，脾无肾火之养；促见尺左，髓耗而足难行步；促见尺右，火衰而气不通心"。其提及的积聚、痞满、滋养、髓耗、火衰等分析也离不开气血痰饮食之因，可见病因脉理相通。

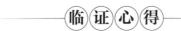

关于促脉之形，古有两种观点；一者是《素问·平人气象论》中："寸口脉中手促上击者，曰肩背痛。"这是指脉来急数没有间歇，而且向鱼际方向上窜另一种是王叔和《脉经》中所言："来去数，时一止复来。"这两种观点的分歧在于是否脉有间歇，仲景《伤寒论》之成书介于两者之间，其论及促脉的条文者"太阳病，下之后，脉促，胸满者，桂枝去芍药汤主之。"（第 21 条）。"太阳病，桂枝证，医反下之，利遂不止。脉促者，表未解也喘而汗出者，葛根芩连汤主之。"（第 34 条）。"太阳病，下之，其脉促，不结胸者，此为欲解也。"（第 140 条）"伤寒脉促，手足厥冷，可灸之。"（第 349 条）。对于促脉之形，仲景未作出明确说明，但从其中的病机、方药中却可作出推断。

医案举例

叶天士相关医案中对促脉也没有对促脉的止歇做出明确描述。如在《临证指南医案》吐血篇中："陈（五一）形瘦。脉促数。吸气如喘。痰气自下上升。此肾虚气不收摄。失血后有此。乃劳怯难愈大症。用贞元饮。"贞元饮由熟地、当归、炙甘草组成，景岳全书记载贞元饮："治气短似喘，呼吸急促，提不能升，咽不能降，气道噎塞，势剧垂危者。常人但知为气急，其病在上，而不知元海无根，亏损肝肾。此子午不交，气脱证也，尤为妇人血海常亏者多在此证。"此脉案中气短痰喘，是失血后肾不纳气，表现为脉促数；另外在温热篇中有："脉促数。舌白不饥。寒热汗出。初起腹痛。脐右有形。乃久伤劳倦。复感温邪。今病两旬又六。微咳有痰。并不渴饮。寒来微微齿痉。此营卫二气大衰。恐延虚脱。议固卫阳。冀寒热得平（劳倦感温营卫胃阳兼虚）。"久伤劳倦感受温邪，促脉属数脉类，脉促多循气血痰饮食五因。

二十六、结脉阴

原文

结脉，往来缓，时一止复来。《脉经》。

《脉诀》言，或来或去，聚而却还。与结无关。仲景有累累如循长竿曰阴结[1]。蔼蔼如车盖曰阳结[2]。《脉经》又有如麻子动摇[3]，旋引旋收[4]，聚散不常者曰结，主死[5]。此三脉，名同实异也。

---

① 累累如循长竿曰阴结：脉形沉迟弦紧的结脉是阴气郁结。

② 蔼蔼如车盖曰阳结：脉形浮数大的结脉是阳气郁结。

③ 《脉经》又有如麻子动摇：麻子，火麻仁。形容脉形如火麻仁在手指下动摇。

④ 旋引旋收：形容脉像火麻仁在指下旋转来回的样子。

⑤ 主死：死是表示严重程度高。

【体状诗】

结脉缓而时一止，独阴偏盛欲亡阳。

浮为气滞沉为积，汗下分明在主张^①。

【相类诗】

见代脉。

【主病诗】

结脉皆因气血凝，老痰结滞苦沉吟。

内生积聚外痈肿，疝瘕为殃病属阴。

结主阴盛之病。越人曰：结甚则积甚，结微则积^②微，浮结外有痛积，伏结内有积聚^③。

回 点 评

本节对结脉的脉形特征、脉理机制、主病及脉象鉴别都作了较为全面的论述。从脉形特征看，结脉是缓而时有一止，止无定数。指出若脉浮大而见结脉，是阳气郁结，应用汗法；若脉沉紧如长竿，是有阴积，应用下法。结脉是阴盛欲亡阳的脉，指出结脉是气血凝滞而形成，可以是日久形成的老痰凝结，或是积聚痈肿疝瘕等，均为气血凝滞的结果。从其特点而言，注意与相类脉鉴别：脉缓而止是结脉；脉数而止是促脉，结脉促脉止无定数。而代脉是止有定数，不能自还，补偿停跳的次数。

结脉明确见于张仲景所著《伤寒论》第 182 条原文为"伤寒，脉结代，心动悸，炙甘草汤主之"。紧接着又在第 183 条中对结代脉作了进一步的解释："脉按之来缓，而时一止复来者，名曰结。又脉来动而中止，更来小数，中有还者反动，名曰结阴也。脉来动而中止，不能自还，因而复

---

① 浮为气滞沉为积：脉浮见结脉是阳气郁滞，应用汗法治疗。脉沉而见结脉是阴积，应用下法通积。

② 积：原为"气"，据人卫版改为"积"。

③ 浮结外有痛积，伏结内有积聚：指出结脉脉位不同所对应病位也不同。结脉脉位浮时表示病位在外在表，伏结即脉位在沉在伏，病位在里成积聚。体状诗中也指出浮为气滞沉为积，以此汗下分明，可见浮结与伏结（即沉结）所对应的治疗方案之不同。

动者，名曰代阴也。得此脉者，必难治。"

关于结脉的出处目前有两种说法，一种是结脉出自《素问·平人气象论》，曰："结而横，有积矣。"《灵枢·终始》亦载有"六经之脉不结动"。前者"结而横"中结是指脉来迟，时一止；横是形容脉气之长而坚，如木之横于指下；是胃中有积滞的病理反映。后者结，即结脉，指脉有歇止；动，即动脉；是将"六经之脉不结动"作为平人脉的基本条件之一。另一种是结脉之名来源于《难经·八十一难》，曰："结者，脉来去时一止，无常数，名曰结也。"

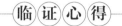

临证心得

结脉临床常用炙甘草汤，如叶天士常用炙甘草汤治疗荣卫亏损之全半身麻感症，常伴有结脉，概是气血凝聚之故。而吴鞠通指出温病误用升散，也可出现脉结代，甚则脉两至者，重与复脉，虽有他证，后治之。此留人治病法也。即仲景里急，急当救里之义。加减复脉汤方（甘润存津法）：炙甘草（六钱）、干地黄（六钱）、生白芍（六钱）、麦冬（不去心，五钱）、阿胶（三钱）、麻仁（三钱），水八杯，煮取八分三杯，分三次服。剧者加甘草至一两，地黄、白芍八钱，麦冬七钱，日三夜一服。体现温病误治后出现脉结代时，是紧急征兆，要先留人再治病。

结脉不仅仅是气血凝滞时出现，如任应秋先生认为："临床上常可见因血气渐衰、精力不继的久病或虚劳病，出现脉来断而复续、续而复断的结脉，这是阴阳虚损一类的病变，应加注意。否则，只知结脉是气血凝滞所致，在临证时就会犯诊断片面的错误。"这里与越人所说结微则气微相对应。不可仅仅认为结脉是气血凝结的实证，要注意结脉不甚时可为气血虚损之证。

二十七、代脉阴

原文

代脉，动而中止，不能自还①，因而复动。仲景。脉至还入尺②，良久方来。吴氏。

脉一息五至③，肺、心、脾、肝、肾五脏之气皆足，五十动而一息，合大衍之数④，谓之平脉。反此则止乃见焉，肾气不能至，则四十动一止；肝气不能至，则三十动一止。盖一脏之气衰，而他脏之气代至也。《经》曰：代则气衰。滑伯仁曰：若无病，羸瘦脉代者，危脉也。有病而气血乍损，气不能续者，只为病脉。伤寒心悸脉代者，复脉汤主之，妊娠脉代者，其胎百日。代之生死，不可不辨。

【体状诗】

动而中止不能还，复动因而作代看。

病者得之犹可疗，平人却与寿相关。

【相类诗】

数而时止名为促，缓止须将结脉呼⑤。

止不能回方是代，结生代死自殊涂⑥。

促、结之止无常数，或二动、三动，一止即来。代脉之止有常数，必依数而止，还入尺中，良久方来也。

【主病诗】

代脉元因脏气衰，腹疼泄痢下元亏。

或为吐泻中宫病，女子怀胎三月兮。

---

① 不能自还：停跳后没有补偿停跳的次数跳两次，停后仅跳一次，即不能自还。

② 脉至还入尺：寸关尺三部均无脉搏动，像该回流的脉却回流不出来了一样。

③ 脉一息五至：脉的搏动是一个呼吸周期间应有5次。

④ 大衍之数：出自《周易》"大衍之数五十，其用四十有九"，此处应指50次。

⑤ 数而时止名为促，缓止须将结脉呼：脉数偶止是结脉，脉缓长止是结脉。

⑥ 涂：同途。

《脉经》曰：代散者死，主^①泄及便脓血。

> 五十不止身无病，数内有止皆知定。
>
> 四十一止一脏绝，四年之后多亡命。
>
> 三十一止即三年，二十一止二年应。
>
> 十动一止一年殂，更观气色兼形证。
>
> 两动一止三四日，三四动止应六七。
>
> 五六一止七八朝，次第推之自无失。

戴同父曰：脉必满五十动，出自《难经》，而脉诀五脏歌，皆以四十五动为准，乖于《经》旨。柳东阳曰：古以动数候脉，是吃紧语。须候五十动，乃知五脏缺失。今人指到腕臂，即云见了。夫五十动，岂弹指间事耶？故学者当诊脉、问证、听声、观色，斯备四诊而无失。

⊡ 点 评

本节对代脉的脉形特征、脉理机制、主病及脉象鉴别都作了较为全面的论述。从脉形特征上代脉属于缓而时有一止，不能补偿停跳的次数，即不能自还，止后良久方来。从脉理机制上指出脉来对应五脏之气，如有一脏气衰，则脉来有歇止，其他脏气代至，就是代脉形成的脉理。有病的人出现代脉是久病气血虚损的表现，无病的人出现生理性代脉可能与寿命有关。临床可根据发作频率、脉形、有根无根等对疾病预后作出判断，如从代脉发作的频率来看，发作时间越短、次数越多，预后越差；从脉形及有根无根来看，代脉兼见散乱无根之散脉则预后不良，所谓代散者死。

《脉诀汇编》中提到"代主藏衰，危恶之候。脾土败坏，吐利为咎。中寒不食，腹疼难救""止有定期者，盖脾主信也"。提及中焦脾土的重要，与内经《素问·宣明五气篇》有云："脾脉代。"《灵枢·邪气脏腑病形篇》曰："黄者其脉代。"《素问·平人气象论》："长夏胃微软弱曰平，但代无胃曰死。"可见代脉与脾胃的病理关系密切。故有主病诗中提及"代脉元因脏气衰，腹疼痢下元亏，或为吐泻中宫病"。

结代促三脉都有不规律的停止，脉数而止是促脉，脉缓而止是结脉，

---

① 主：张鼎思版为"生"，据清四库全书版改为"主"。

止而有规律，良久复来为代脉。促脉和结脉的停止次数是不规律的，代脉的停止是有规律的。从病变程度上来看，代脉较结脉病情重，代脉"不能自还"，即无法补偿停止的次数。出现代脉的原因是脏气衰，出现腹痛泄痢的情况，代脉也可见于脾胃虚弱引起吐泻或是孕妇怀孕三月的情况，也是脏气衰的表现。因此临床诊疗中要注重四诊合参，诊脉必满五十动的重要性。

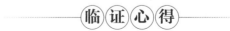

从代脉与现代心律失常的关系来看，李中梓云"代脉之止，良久方至"，描述了期前收缩后代偿间歇完全的特征，并将其与不全的代偿间歇区别开来，并指出"止有常数"，临床上代脉多见于：①规则发生的室性或交界期前收缩（二联律、三联律或四联律）。②Ⅱ度Ⅰ型房室或窦房传导阻滞。③心房扑动伴有4∶1及2∶1之交替性房室传导阻滞。④逸搏——夺获心律。

代脉临床常用复脉汤，复脉汤又名炙甘草汤。曹颖甫一医案：唐左，史惠甫介绍，初诊（十月二十日）脉结代，心动悸，炙甘草汤主之。此仲景先师之法，不可更变者也。炙甘草（四钱）、川桂枝（三钱）、潞党参（三钱）、阿胶珠（二钱）、大麻仁（一两）、大麦冬（八钱）、大生地（一两）、生姜（五片）、红枣（十枚），佐景按：唐君居春申，素有心脏病，每年买舟到香港，就诊于名医陈伯坛先生。先生用经方，药量特重，如桂枝、生姜之属动以两计。大锅煎熬，药味奇辣，而唐君服之，疾辄良已。今冬心悸脉结代又发，师与炙甘草汤，服至三五剂，心悸愈，而脉结代渐稀，尚未能悉如健体。盖宿疾尚赖久剂也。君又素便秘，服药则易行，停药则难行，甚须半小时之久，故师方用麻仁一两之外，更加大黄三钱。二诊（十月二十三日）二进炙甘草汤，胃纳较增，惟口中燥而气短，左脉结代渐减，右脉尚未尽和，仍宜前法加减。加制军者，因大便少也。炙甘草（五钱）、川桂枝（四钱）、潞党参（五钱）、阿胶珠（二钱）、大熟地（一两）、大麻仁（一两）、麦冬（四钱）、紫苏叶（五钱）、天花粉（一两）、生姜（三片）、红枣（七枚）、制军（三钱）。

是不是所有的代脉都用复脉汤呢？《医学衷中参西录》中提到："脉

象结代而兼有阳明实热者，但治以炙甘草汤恐难奏功，宜借用白虎加人参汤，以炙甘草汤中生地黄代方中知母，生怀山药代方中粳米。曾治一叟，年近六旬，得伤寒证，四五日间表里大热，其脉象洪而不实，现有代象，舌苔白而微黄，大便数日未行。为疏方，用生石膏三两，大生地一两，野台参四钱，生怀山药六钱，甘草三钱，煎汤三盅，分三次温饮下，将三次服完，脉已不代，热退强半，大便犹未通下，遂即原方减去石膏五钱，加天冬八钱，仍如从前煎服，病遂全愈。"故从此不可见代脉即用复脉汤，要结合其他证象辨证施治。

第二章　四言举要

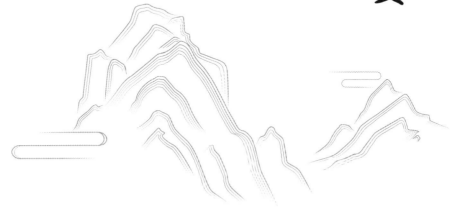

一、脉与气血

原文

脉乃血派[①]，气血之先[②]，血之隧道[③]，气息应焉。

其象法地，血之府也，心之合[④]也，皮之部也。

资始于肾，资生于胃[⑤]，阳中之阴[⑥]，本乎营卫[⑦]。

营者阴血，卫者阳气，营行脉中，卫行脉外。

脉不自行，随气而至，气动脉应，阴阳之义[⑧]。

气如橐籥[⑨]，血如波澜，血脉气息，上下循环。

▣ 点 评

本段讲述了脉的生理、脉气的生成以及脉随气运动的原理。脉就是血脉，全身的气血运行，需要通过血脉的"先导"作用才能完成。脉搏之所以能够搏动不休，主要是由于"脉气"的存在。脉气本身不能自己单独的运动，一定要随着"胃气"和"宗气"的运动才能运动。脉是人身体里的一个重要组成部分，对全身有着贯通营养的作用，是将营养物质输布于全身的通道。《灵枢·经脉》云："人始生，先成精，精成而脑髓生。骨为干，脉为营，筋为刚，肉为墙，皮肤坚而毛发长。谷入于胃，脉道以通，血气

---

① 派：同"脉"。

② 先：先决条件。

③ 隧道：在山石或地下凿成的通路。这里指血液运行的通道。

④ 合：配合，连通。

⑤ 资生于胃：脾胃为后天之本，其化生的水谷精微不断滋养脉气。

⑥ 阳中之阴：气属于阳，脉属于阴。脉气在脉内运行，故脉气属于阳中之阴。

⑦ 营卫：营为营气，由水谷精气化生，行于脉中，具有化生血液和鼓动气血之功。卫为卫气，由水谷之悍气化生，行于脉外，具有调控、温煦血脉之功。

⑧ 阴阳之义：气为阳，血为阴，脉气行血，为阴阳互根互用的体现。

⑨ 橐籥（tuó yuè 陀月）：古代一种鼓风吹火用的器具。橐，鼓风器。籥，送风的管子。

乃行。"此言人刚生成时，脉是人体中起营养作用的一部分。脉是营养全身的通道，其中有发挥功能的气与血，如果没有气的推动温养及血液的充注流溢，只能是没有任何功用的简单物质而已。《灵枢·本藏》云："人之血气精神者，所以奉生而周于性命者也；经脉者，所以行血气而营阴阳。"人若气血调和，经脉通畅，则体态安泰，精神祥和，百病不起，是以人贵在气血调顺。《内经》言："血气者，人之神，不可不谨养。"气血为人身之根本，象是人体状态之反映，若人体气血调畅，则脉象亦为之平和。

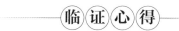

患者腹痛近3个月，伴胸闷、气急、尿量减少20天，B超检查提示大量胸腔、腹腔积水；抽取胸水约750ml，未发现癌细胞；给予利尿及其他对症支持治疗，但效果不明显，遂求治于黄师。症见：胸闷气急、动则尤甚，稍咳嗽；腹胀，右下腹隐痛不适；乏力，尿量少，舌淡红，脉沉。查体：贫血貌，腹水征阳性，双下肢轻度水肿。处方：泽漆（先煎）20g，黄芩10g，桂枝10g，生晒参10g，白前10g，姜半夏10g，生甘草5g，干姜5g，紫菀10g。每日1剂，泽漆先煎半小时，去渣，再入余药，煎煮取汁300ml，代茶饮。

按语：《金匮要略·肺痿肺痈咳嗽上气病脉证并治》谓："咳而脉浮者，厚朴麻黄汤主之；脉沉者，泽漆汤主之。"其脉沉者，为内有水饮，如《金匮要略·水气病脉证并治》云："脉得诸沉，当责有水，身体肿重。"本案患者胸水、腹水较甚，邪实而正衰，攻补两难。黄师考虑泽漆一药，逐水之力较峻，而毒性又比甘遂、大戟弱，行水而不伤正，适合虚实夹杂、正虚水停者，遂选用泽漆汤为主治疗。

医案举例

患者，女，26岁。因"血尿、蛋白尿1年余"首诊。现病史：患者自诉2017年8月起无明显诱因出现血尿，伴发热，遂至当地医院就诊，查尿常规示：红细胞（+++），尿蛋白（++）；肾功能示：血肌酐：74μmol/L，诊断为慢性肾炎综合征，给予甲泼尼龙、黄葵胶囊、复方肾炎片和芦丁片治疗。现症见：血尿，泡沫尿，伴腰脊酸痛，劳累后加重，无尿频、尿急、尿痛，纳尚可，寐欠佳，眠浅易扰，大便正常。舌淡，苔薄白，边稍齿痕；脉沉细，尺脉弱。西医诊断：慢性肾炎综合征；中医诊断：血证（肾气不固证）。处方：生地黄 15 g，熟地黄 15 g，山药 20 g，山萸肉 12 g，茯苓 15 g，牡丹皮 10 g，芡实 15 g，补骨脂 10 g，金樱子 12 g，煅龙骨（先煎）20 g，煅牡蛎（先煎）20 g，仙鹤草 12 g，白茅根 20 g，生晒参 9 g，黄芪 20 g，白术 12 g，炙甘草 6 g。14 剂，水煎，每日 1 剂，分 3 次温服。

按语：本病属于中医学血证（尿血）的范畴。肾主封藏，肾气不固，则精微失去固摄，出现肾失封藏之症。久病及肾，又见腰脊酸痛等症，提示其肾气亏虚于下。脉沉细，尺脉弱乃肾气亏虚之象。再者，肾藏精，为先天之本，"精血同源"，精亏则血虚，血虚则精亏，肾精不足，导致新血化生无源。故可见舌淡、舌边稍齿痕、脉细等气血亏虚之象。故本案辨为肾气不固证。《医法心传》曰："凡治病不外先天、后天，固以脾、肾为主矣。"治疗以生地黄、熟地黄、山药、山萸肉补肾益精，芡实益肾固精，茯苓健脾利水，更益以生晒参、黄芪、白术健脾益气，寓"补肾不如补脾"之意，牡丹皮清热凉血化瘀，加仙鹤草、白茅根等止血，加煅龙骨、煅牡蛎安神定志，加煅牡蛎、金樱子、补骨脂等固涩止血，炙甘草调和诸药。

二、脉与经脉

原文

十二经中，皆有动脉[①]，惟手太阴，寸口[②]取决。

此经属肺，上系吭嗌[③]，脉之大会[④]，息之出入。

一呼一吸，四至为息[⑤]，日夜一万，三千五百。

---

① 动脉：指可触及的脉搏搏动的部位。

② 寸口：两手前臂桡动脉搏动处，又称"气口"或"脉口"。

③ 吭嗌（háng yì 杭义）：指喉咙。

④ 大会：诸脉汇聚之意。

⑤ 息：呼吸，一呼一吸为一息。

一呼一吸，脉行六寸，日夜八百，十丈为准。

▣ 点　评

本段讲述了"寸口"诊脉的意义及脉与呼吸、血行的关系。全身正经十二经脉，每一经脉都有可以触及的脉博脉动的部位，为什么一般都单独在手太阴肺经脉所在的寸口部位诊脉呢？《难经·一难》言："十二经皆有动脉，独取寸口，以决五脏六腑死生吉凶之法，何谓也？然：寸口者，脉之大会，手太阴之脉动也。"手太阴肺经为十二经脉流注之始，且肺朝百脉，主一身之气。可见手太阴肺与十二经脉、五脏六腑、全身气血有密切关系。《素问·五脏别论》云："帝曰：气口何以独为五脏主？岐伯曰：胃者，水谷之海，六腑之大源也。五味入口，藏于胃，以养五脏气，气口亦太阴也。是以五脏六腑之气味，皆出于胃，变见于气口。"说明寸口脉不仅能反映肺和肺经的信息，也能反映脾胃及其他脏腑的信息。因此，全身气血的盛衰及运行状况都可以反映到寸口脉上来。正常人的一呼一吸，叫做一息，《素问·平人气象论》曰："人一呼，脉再动；一吸，脉亦再动。呼吸定息，闰以太息命曰平人。"《诊家枢要》："一呼一吸之间，要以脉行四至为率，闰以太息，脉五至为平脉。"现今认为，一息四五至属于正常现象。古人计算在一天一夜里共呼吸一万三千五百息。血液在经脉中的流行，一呼一吸大约前进六寸，在一天一夜里约共流行八百一十丈，这呼吸数字与现在的统计颇有出入，正常人一昼夜的呼吸数约为二万四千至二万六千息。不过，一息脉来四至，基本上还是正确的。

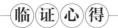

临证心得

虞恒德治一妇，年四十余，夜间发热，早晨退，五心烦热无休止时。半年后，虞诊六脉皆数，伏而且牢，浮取全不应。与东垣升阳散火汤，四服。热减大半，胸中觉清快胜前，再与一二帖，热悉退。后以四物加知母、黄柏，少佐炒干姜，服二十余帖愈。夜热脉数的系阴虚。因其脉伏且牢，浮取不应，故用升阳散火得效，仍以阴药收功。然阴药用六味地黄及二地、二冬必不效，妙在芎、归合知、柏，及从治之炒干姜也。

医案举例

张路玉治张怡泉，年七十五，居恒常服参、附、鹿角胶等阳药。秋间病疟，误用常山止截药一剂，遂致人事不省，六脉止歇，按之则二至一止，举指则三五至一止，惟在寒热之际诊之则不止歇，热退则止歇如前。此真气衰微，不能贯通于脉。所以止歇不前，在寒热之时，邪气冲激经脉；所以反得开通，此虚中伏邪之象。乃用常山一钱酒拌，同人参五钱焙干，去常山，但用人参以助胸中大气而祛逐之。当知因常山伤犯中气而变剧，故仍用常山为向导耳。连进二服，遂得安寝。但寒热不止，脉如前。乃日进人参一两，分二次进，并与稀糜助其胃气，数日寒热渐减，脉微续而安。此条论歇止脉最有见。其用常山法，与杨介以冰煎药，皆为巧作。然寒热不止，脉止如前，巧且无益，惟日进人参一两，不兼他药，真大巧若拙也。

三、脉的部位

原文

初持脉时，令仰其掌，掌后高骨①，是谓关上。

关前为阳，关后为阴，阳寸阴尺，先后推寻。

心肝居左，肺脾居右，肾与命门，居两尺部。

魂魄谷神②，皆见寸口，左主司官，右主司府③。

左大顺男，右大顺女，本命④扶命⑤，男左女右。

---

① 高骨：即桡骨茎突。

② 魂魄谷神：魂魄神是指人的精神意识思维活动。魂与肝关系密切；魄与肺关系密切；神与心关系密切。谷，指水谷之气，由脾胃化生。魂魄谷神，实概指脏腑的气化功能。

③ 左主司官，右主司府：意谓左寸口脉主司候血，右寸口脉主司候气。《脉经》云："阴病治官，阳病治府。"脉道不离血气之阴阳，故左寸口脉主候血，右寸口脉主候气。

④ 本命：生命之根本。本，始也，根也。

⑤ 扶命：生命需要靠水谷精微的扶持滋养。扶，扶持、扶养。

关前一分，人命之主 ①，左为人迎，右为气口。
神门决断，两在关后，人无二脉，病死不愈。
男女脉同，惟尺则异，阳弱阴盛 ②，反此病至。

点 评

此段主要讲寸关尺三部的区分，《内经》云："察色按脉，先辨阴阳。"既先知诊取寸口，则当辨寸口之阴阳。关前为阳，关后为阴，其应气机之升降出入。以全息之理论去分析寸口脉与人整体之对应，则了然于胸，寸口脉全息诊法优于其他任何一种全息诊法，因为诊法除要考虑静态全息分部，还要考虑脉搏动态的周期全息分部。动静相宜，全面把握。后半段主要讲脏腑以及男女脉象差异及脏腑气机的变化，都可以在"寸口"反映出来，并各有它一定的部位。这是左手寸部叫"人迎"，凡属外感表证都在这里诊察；右手寸部叫"气口"凡属内伤里证都在这里诊察。这种说法来源于王叔和著的《脉经》，后世医家因得不到临床验证，多不表示同意，因此，这里只作参考。此外，在《内经》里称结喉两旁的动脉叫"人迎"，左右手三部脉都叫"气口"，这是古人全身诊脉的方法之一。《脉经》还把两手"尺部"叫做"神门"，专在这里诊察肾阴、肾阳的变化。男女脉象，在寸、关、尺三部配属脏腑上是相同的，但由于其生理上的差异，阴阳各有盛衰，故反映到寸口各部脉象的大小、强弱亦有不同。一般来讲，妇女脉势较男子常多趋弱，脉率的至数比男子稍快些。且男子寸强尺弱，女子尺强寸弱，但这些差别是相对的，而不是绝对的。至于"左为人迎，右为气口"之说，源于《脉经》与《内经》"人迎为结喉旁胃经动脉，气口乃统言两手太阴肺脉"之意相悖。后世医家多不从其说。

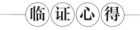

患者每下午发热，直至天明，夜热更甚。右胁胀痛，咳嗽吊疼，以疟

---

① 人命之主：指左寸心脉和右寸肺脉，心肺功能正常与否是人体生命的根本，故为"人命之主"。

② 阳弱阴盛：此处指女子属阴，而阳常不足，故阳（寸）脉弱而阴（尺）脉盛。

治周效，延及二十余日，热不退。后医谓为虚热，投以参、术，痛益增。孙诊之，左弦大，右滑大搏指。乃曰：《内经》云，左右者，阴阳之道路。据脉肝胆之火为痰所凝，必勉强作文，过思不决，木火之性，不得通达，郁而致疼。夜甚者，肝邪实也。初治只当通调肝气，一剂可瘳。误以为疟，燥动其火，补以参、术，闭塞其气，致汗不出而舌胎如沉香色，热之极矣。乃以小陷胸汤，大瓜蒌一两，黄连三钱，半夏二钱，加前胡、青皮各一钱，煎服。夜以当归龙荟丸微下之。遂痛止热退，两帖全安。

按语：对寸口三部分属脏腑，历代医家之说大同小异，只是在大肠和三焦的定位上见解各有不同。现在临床一般采用的是：左寸主心、膻中，左关主肝、胆，左尺主肾、膀胱、小肠；右寸主肺、胸中，右关主脾、胃，右尺主肾，命、大肠。李时珍指出："两手六部皆肺经之脉，特取此以候五脏六腑之气耳！非五脏六腑居之处也。"故六部分属脏腑虽有一定临床参考价值，但不可拘泥，当与病证相参。

医案举例

患者刘某，女，70岁，主诉：反复双下肢水肿伴胸闷3年余，再发加重1周。之后水肿及胸闷常反复发作，1周前患者情绪激动、劳累后，胸闷、水肿加重。现症见：患者颜面及四肢水肿，双下肢尤甚，按之凹陷，凹陷不易恢复，常感胸闷、气喘，尚能平卧，头部昏沉，无头痛，神疲乏力，腰膝酸软，心烦不安，渴欲饮水，口干、无口苦，食纳不佳，夜寐不安，小便量少，泡沫多，夜尿3次，大便不成形，1日2次，舌质暗红，有瘀斑，苔淡黄腻，少津，舌尖红，脉弦滑浊，左寸浮大，右尺沉。中医诊断：水肿病，证候为心阴虚损，心肾不交证，治宜利水消肿、养阴清热。方选猪苓汤加味，药用猪苓30g，茯苓30g，泽泻30g，滑石20g，阿胶15g，芡实30g，巴戟天30g，7剂，水煎服，日1剂。

按语：本例患者脉弦滑浊，此为水饮内停之象；左寸浮、舌尖红、心烦不安等，乃为心肾失交，心火旺于上，未能下济温煦肾水；右尺沉，乃为肾阳虚弱，肾水寒于下，未能上交滋于心阴，水饮内停，而成少阴水肿。故选用猪苓汤，养阴清热，利水消肿，并加用芡实固涩精微，消除蛋白尿，巴戟天温补肾阳。

四、脉的七诊

原文

脉有七诊，日浮中沉，上下左右^①，消息求寻^②。

又有九候^③，举按轻重，三部浮沉，各候五动。

寸候胸上，关候膈下，尺候于脐，下至跟踝。

左脉候左^④，右脉候右^⑤，病随所在^⑥，不病者否^⑦。

点　评

　　此段讲"七诊"与"九候"两种诊脉方法。诊法中所谓"七诊"，即浮、中、沉、上、下、左、右七种诊脉的手法。浮取能观察有无外卫表证，中取能观察脾胃机能的变化，沉取能观察有无内伤里证。诊有脉时既要上下相互比较，也要左右相互对照来体察病情、寻找病因。三部九候有两种，一种出自《素问·三部九候论》，主要是对头、手、足三部动脉普遍切诊，每部又分天（上）、人（中）、地（下）三候，亦称"遍诊法"，此法现已很少运用。另一种即本文所介绍的寸口诊法，寸、关、尺三部，每部都各取浮、中、沉三候，三三得九，共九候，各部每一候都要候五动。此法出自《难经·十八难》，至今临床上仍沿袭使用。脉之七诊九候，乃诊脉重中之重，察色按脉，先辨阴阳，这是诊脉正确的起点。如上下为阴阳，左右为阴阳，浮沉为阴阳，然后静心揆度阴阳之盛衰，气机之升降出入。此后半段讲从"寸口"观察全身病变。能够"上以候上，中以

---

①　上下左右：上，指寸部；下，指尺部。左即左手，右即右手。

②　消息求寻：全面体察脉象各种变化，寻求病因。消息，此为体察之意。

③　九候：左右寸关尺部各浮中沉取仔细观察。

④　左脉候左：左半身的病变可从左手三部脉观察。

⑤　右脉候右：右半身的病变可从右手三部脉观察。

⑥　病随所在：根据病变的部位不同，所反应病变的脉位也不相同。

⑦　不病者否：没有病变的部位其相应的脉象就没有任何变化。否，即口语中"不"意。

候中，下以候下，左以候左，右以候右"，就是因为"病随所在"的缘故，也就是说某一部分有病变，脉象相应地在寸口的某一部位上反映出来；某一部分没有病变，相应地寸口某一部位的脉象也就正常，并不发生什么变化。例如：左胁疼痛，左关脉便现弦或紧，这就是"病随所在"；右胁正常，右关脉也就没有不正常的变化，这就是"不病者否"。

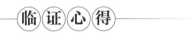

李士材治韩茂远，伤寒九日以来，口不能言，目不能视，体不能动，四肢俱冷，皆曰阴证。士材诊之，六脉皆无。以手按腹，两手护之，眉皱作楚。按其趺阳，大而有力，乃知腹有燥屎也。与大承气汤，得燥屎六七枚，口能言，体能动矣。故按手不及足者，何以救此垂绝之正耶？震按：六脉无而趺阳，鉴于仲景之自余读书诚有用也。

医案举例

患者自诉血崩近1月，出血多时每日超过400毫升，经某医院作清宫处理，并静点抗生素之类未见好转，后来某中医诊为阴虚血热，迫血妄行，投以滋阴清热凉血止血方剂，服后更甚。时见头晕，手足麻，全身乏力，面色晦暗，舌质淡白，舌体略肥大。脉沉细无力，尺部尤甚。抓住这种脉象，并参合望诊所见，当即确诊其为气虚，阳微，气不摄血。处方：制附片15克，岗稔15克，当归10克，大叶紫珠15克，侧柏叶10克，坤草25克，五指毛桃根25克，制首乌10克，生蒲黄10克，地榆10克，红参10克（另焗冲）。上方仅服2剂便告愈。

按语：浮者轻取，按之皮肤之分，中者稍重，按之肌肉之分，沉者重按，按之筋骨之分；上者寸位，下者尺位，左者左手脉，右者右手脉。此为七法。浮取能观察有无外感表证，中取能观察脾胃机能的变化，沉取能观察有无内伤里证，既可了解机体正气盛衰和营卫气血运行情况，又可判断病邪对脏腑的影响。

五、五脏平脉

原文

浮为心肺，沉为肾肝，脾胃中州[①]，浮沉之间。
心脉之浮，浮大而散，肺脉之浮，浮涩而短。
肝脉之沉，沉而弦长，肾脉之沉，沉实而濡。
脾胃属土，脉宜和缓，命为相火，左寸同断[②]。

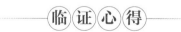

点　评

五脏的正常脉象，都可以通过浮、中、沉三候来观察；五脏平脉所言，有两层意思：一是从诊脉部位上来说，具有上以候上，中以候中，下以候下的特点。如心肺位于上焦属阳，两手寸口属阳，故"浮为心肺"；肝肾同居下焦属阴，两尺脉为阴，故"沉为肾肝"；脾胃并居中焦，故处于"浮沉之间"。二是从脉象体状而议，各脏平脉受该脏的生理特性的直接影响。如浮脉同为心肺之脉，但由于心为阳中之阳脏，应夏属火，故其脉浮大而散。肺为阳中之阴脏，应秋属金，故肺脉浮涩而短。虽然肝肾俱沉，但因肝为阴中之阳脏，应春属木，性主升发，故其脉沉而弦长。肾为阴中之阴脏，应冬属水，故其脉沉实而濡。当然，以上所指的五脏平脉，脉中均有应时之胃气，与病脉中的散、短、涩、弦、濡有本质区别。

临证心得

袁聚东年二十岁，生痞块，卧床数月，无医不投，日进化坚削痞之药，渐至枯瘁肉脱，面䵟发卷……余诊时，先视其块，自少腹至脐旁，分为三岐，皆坚硬如石，以手扪之，痛不可忍。其脉止两尺洪盛，余微细。

---

① 中州：中部。
② 命为相火，左寸同断：命门之火即为相火，左寸亦可诊出。命，命门；相火，肝肾之火。

此病本一剂可瘳，但数月误治，从上至下，无病之地，亦先受伤。姑用补中药一剂，以通中下之气，然后用大剂药，内收肾气，外散膀胱之气，以解其相结。约计三剂。可痊愈也。于是先以理中汤，少加附子五分。服一剂，块已减十之三。再用桂附药一大剂，腹中气响甚喧，顷之三块一时顿没，戚友共骇为神。再服一剂，果然全愈。调摄月余，肌肉复生，面转明润。

按语：因少阴肾经之气传与膀胱，病位在肾，按五脏平脉云，脉象正常时应为"沉实而濡"，而患者脉微细，两尺洪盛，显然违背了正常肾病位的脉象，因而按诊时即可察觉异常，更有助于医者对疾病的判断。提示我们一方面医者须综合考虑患者所处的自然及社会环境；另一方面要详察患者的体质，生理及心理变动。此外还须结合望、闻、问诊整体审察，才能确定其为平脉亦或病脉，真正做到知常达变，《濒湖脉学》中的平脉观充分体现的也就是整体观与辨证观。

医案举例

患者，女，65岁。2014年2月17日初诊。胸闷，咳喘，失眠，自觉气管部不适。舌可。脉弦数，右寸旺。西医诊断：支气管炎；中医诊断：喘证；辨证：肝火犯肺。法宜：清肝泻火，泻肺清热，滋阴。方药：旋覆代赭汤合泻白散加减。代赭石18g，旋覆花（包煎）15g，地骨皮15g，麦冬15g，炙百合15g，干地黄15g，川贝母12g，紫菀15g。14剂，水煎服，日1剂，分早晚2次空腹服。二诊（2014年4月16日）：药后胸闷、失眠好转，咳嗽减轻，仍吐白痰且咳吐不畅，遇事易紧张，二便可。舌可，苔中厚，右歪。脉浮弦数，右寸旺。上方加清半夏12g、陈皮10g，14剂继服。患者药后觉适，遂时常来复诊预防再喘。

按语：初诊患者脉弦数，右寸旺。脉症相参可知，弦数主肝火旺；木火刑金，致肺热壅盛，肺失宣肃故见右寸旺。故以代赭石清肝泄热，镇降逆气；旋覆花消痰下气；炙桑皮、地骨皮泻肺气；麦冬、炙百合、干地黄清肺热，养肺阴；川贝母、紫菀润肺化痰。二诊患者痰症未减，他症好转，故配半夏、陈皮以加强化痰之力。《素问·宣明五气》云："五气所病……肺为咳。"《素问·咳论》亦云："五脏六腑皆令人咳，非独肺也。"

五脏六腑通过影响肺之宣肃，均可致咳。所以，治咳莫忘调肺，而明确致咳的根本病机亦颇为重要。《素问·咳论》云："肝咳之状，咳则两胁下痛，甚则不可以转，转则两胁下满。"本患者虽无上述症状，然脉象弦数，右寸旺，故仍可辨为肝火犯肺而致咳。患者虽吐白痰，然脉有热象，故仍以寒凉之药治之，即舍症从脉，亦可由脉推测，不久痰将变黄稠。患者服药后，症状明显减轻，可见辨证准确，处方得当。由此可见阴阳脉诊的辨证精准性和预见性，这也是李老平脉辨证、以脉解症、必要时舍症从脉的根本依据。

六、四时平脉

原文

春弦夏洪[①]，秋毛冬石[②]，四季和缓，是谓平脉。

太过实强，病生于外，不及虚微，病生于内[③]。

春得秋脉，死在金日，五脏准此，推之不失。

四时百病，胃气为本，脉贵有神[④]，不可不审。

点　评

四时平脉即指正常人体随季节气候应变的正常脉象。春季气候温暖，万物复苏，人应天地生发之气。血气流畅，人体阳气向外泛越，故脉来端直以长，脉象偏弦。夏季天气炎热，万物畅发，人应天地成长之气。血流加速，脉道充盈，脉来在肤，来盛去衰，故脉象偏洪。秋季天气渐凉，万物凋零，人应天地收敛之气。脉来肤下，故脉来轻虚以浮。冬季气候严

---

① 春弦夏洪：春季脉象弦，夏季脉象洪。弦、洪，均为脉象。

② 秋毛冬石：秋季脉象轻浮虚软，冬季脉象沉实有力。毛，这里作"浮而轻虚"解。石，这里作"沉而有力"解。

③ 病生于内：本句后，原有"春得秋脉，死在金日……"等四句，根据五行生克推算死日。

④ 神：广义指一切生命活动及其外在表现，狭义指人的精神意识思维活动；这里指脉有胃气。

寒，万物潜藏，人应天地闭藏之气。故脉来在骨，沉而搏坚。这就明确指出了四时平脉的特征是：在从容和缓即有胃气的基础上，应当伴随四时之生、长、收、藏而发生相应的脉象变化。季节变换会影响脉搏变化，但总体应遵守和缓有力的基本原则，反之过强过虚都是不正常的表现。诊脉的根本在于诊察脉中是否有胃气，这是最重要的。

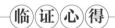

临证心得

徐岳生躯盛气充。昔年因食指微伤见血，以冷水濯之，遂至血凝不散，肿溃出脓血数升，小筋脱出三节，指废不伸，迩来两足间。才至秋月，便觉畏冷，重绵蔽之，外㧕仍热，内揣独觉其寒。近日从踵至膝后，筋痛不便远行，云间老医，令服八味丸，深中其意，及仆诊。自云平素脉难摸索，乃肝肺二部，反见洪大，大为病进，况在冬月木落金寒时，尤为不宜。

按语：本案患者身体素质较好，因旧伤而引发寒热新疾，入秋后两足自觉畏冷，外脚背热，内侧觉冷，入冬从脚后跟到膝盖筋痛不能远行，平素脉细，今见肝（左关）肺（右寸）二部脉洪大。此病为血不养筋，加以忿怒，数动肝火，传热与筋，足后跟大筋得热而短，所以会筋痛不能远行。金可平木，肺气肃降可解肝郁，冬季脉象应沉实有力，现肺脉大，大为病进，则阳气不能下达故两足畏冷，当先清金为要。患者秋季犯病，脉象本因为"秋毛"，却出现洪大脉象，没有顺应四时之变，故不是平脉反为病脉。因而临证时一定要"知常而达变"，灵活权变，不可泥守一规之定则，诊脉更应如此。

医案举例

时值中秋，一妓脉见两寸短涩，两尺洪滑，关弦。偶有咳嗽而经行点滴，梦遗冷汗淫淫并体倦不支。是谓"弦为春令，当金旺之时，犹然猖獗，设在卯月木旺火相，肺金枯萎，水之上源已竭，且肾脉洪滑，妓以欲胜，阴血既亏，淫火愈炽"。

按语：春季阳气初升，秋季阳气渐敛，是为生理，而此时中秋见弦脉，是人体阳气无渐敛之势，肺金之气亦得不到肃降而见咳嗽，阴气已伤，待到来年阳气上升之际，则人之肺金之气更伤，又因其为妓，本伤下之阴血，故阴伤至极也。古言阴虚则病，阴绝则死，患者阴亏至此，待到阴绝，则阳不独生，故死。

七、辨四纲脉

原文

调停自气①，呼吸定息②，四至五至，平和之则③。

三至为迟，迟则为冷，六至为数，数即热证。

转迟转冷，转数转热，迟数既明，浮沉当别。

浮沉迟数，辨内外因，外因于天④，内因于人。

天有阴阳，风雨晦冥⑤，人喜怒忧，思悲恐惊。

外因之浮，则为表证，沉里迟阴，数则阳盛。

内因之浮，虚风⑥所为，沉气迟冷，数热何疑。

浮数表热，沉数里热，浮迟表虚，沉迟冷结。

表里阴阳，风气冷热，辨内外因，脉证参别；

脉理浩繁，总括于四，既得提纲，引申触类。

点　评

这段文字执简驭繁，以浮、沉、迟、数为纲对脉象进行了分类，辨清浮、沉、迟、数就可以分析疾病的内因与外因、表里寒热，读者可以触类旁通，举一反三。医生诊脉前需要做好准备工作，首先要调整好自己的气息，在气息稳定之后才可以诊脉，其次还应该调整好自己的情绪，心无杂

---

① 调停自气：调匀自己的呼吸。

② 呼吸定息：一呼一吸谓之一息。

③ 四至五至，平和之则：一息脉跳四次到五次，是正常脉象的标准。

④ 天：自然界。

⑤ 风雨晦冥（míng 明）：自然界"六淫"之邪。晦，指夜；冥当为"明"，指昼。

⑥ 虚风：指血虚、阴虚等原因而产生的"内风"。

念、心平气和。如果天气较冷，医生应该焐热自己的双手，避免冰冷的手指刺激患者，从细微之处体现出对患者的人文关怀。脉象提纲是对脉象的进一步认识，也是逐步演化的，除了本文提到的四纲脉，《内经》以阴阳为纲，《伤寒论》以"大浮数动滑为阳，沉涩弱弦微为阴"，元代滑伯仁认为"大抵提纲之要，不出浮沉迟数滑涩之六脉也"，明代李延罡认为"不出表里寒热虚实六者之辨而已"，清代陈修园以"浮沉迟数虚实大缓"为纲，等等。总结脉象提纲的目的是要抓住关键、掌握要领，便于初学者学习记忆和临床运用。现代《中医诊断学》教材从脉象要素的角度对脉象进行分类和梳理，配合脉象提纲的分类，更加直观，便于理解。

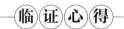

一人，年五十余。大怒之后，下痢月余始愈。自此胸中常觉满闷，饮食不能消化。数次延医服药，不外通利气分之品，即间有温补脾胃者，亦必杂以破气之药，愈服病愈增重。后愚诊视，其脉沉细微弱，至数甚迟。询其心中，常有觉凉之时，知其胸中大气下陷，兼上焦阳分虚损也。遂投以此汤（指回阳升陷汤），十剂全愈。

按语：本案中患者因胸中满闷，饮食不能消化数次求医，医者用"通利、破气"之类的方药，可见是诊断为气滞类的实证，但是效果不佳。张锡纯来诊时，患者脉沉细微弱，至数迟，这提示证属里证、虚证、寒证，进而问诊，患者补充"心中觉凉"的症状，结合下痢的病史，诊断为"胸中大气下陷，兼上焦阳分虚损"，脉证相符，予回阳升陷汤十剂，患者痊愈。提纲脉的信息有助于医者在复杂的病情中迅速明确辨证的方向，执简驭繁，切中关键，进而取得良好的疗效。

医案举例

曹某，女，57 岁。因咳喘 16 年，病情加重伴心慌、尿少，面部下肢水肿 7 天，于 1978 年 10 月 4 日入院。病史：15 年前始咳喘，逐年加重，入院前 4 年咳喘伴心慌气短，下肢水肿，诊断为"慢性气管炎、肺气肿、肺心病"。此后间断服利尿药。1977 年病情再度加重，意识障碍，诊断为"肺性脑病"。入院检查：二氧化碳结合力 50.5% 体积，二氧化碳分压 60mmHg，氧分压 40mmHg，pH 值 7.32，氧饱和度 69.5%；末梢血相检查白细胞总数 $12.8×10^9$/L，中性 83%，淋巴 16%，单核 1%，血红蛋白 17.1%，血小板 $120×10^9$/L，咽充血，口唇指甲紫绀，肺部叩诊过清音，两肺中下部中小水泡音及散在喘鸣，心律整，心率 96 次 / 分，下肢浮肿，腹水征阴性。舌质紫黯苔黄腻，脉沉细数，给予清肺化痰佐益气活血：生黄芪 12g，丹参 25g，当归 15g，炙麻黄 3g，杏仁 10g，生石膏 25g，地丁 25g，蒲公英 25g，双花 15g，败酱草 25g，鱼腥草 25g，党参 25g，车前子 10 克。

按语：本案中患者为较重肺心病，经常发生反复感染难以控制，阳虚水泛，痰浊阻肺，郁而化热，故脉沉细数。本次治疗以标本兼顾、益气固表、活血清热解毒之法，没有配合抗生素类等西药，也收到较满意效果。

八、辨浮脉及相类脉

原文

浮脉法[1]天，轻手可得，汎汎在上，如水漂木[2]。
有力洪大，来盛去悠[3]，无力虚大，迟而且柔。
虚甚则散，涣漫不收，有边无中，其名曰芤。
浮小为濡，绵浮水面，濡甚则微，不任寻按[4]。

点　评

本段讲述了浮脉的体状特点，以及洪脉、虚脉、散脉、芤脉、濡脉、微脉六种浮脉相类脉的特点。脉象变化反映了机体的生理功能和病理变化。浮脉及其相类脉的共同特点是脉位表浅，诊脉时轻取即可体察。从脉

---

[1]　法：效法。
[2]　汎汎在上，如水漂木：像水中漂浮的木头，汎汎在上。
[3]　来盛去悠：像洪水一样，来势盛大，去势渐衰。
[4]　不任寻按：不能耐受寻法、按法等比较重的指力。

象要素的角度说,临床中的脉象可以分为"单要素脉"和"多要素脉"。比如浮脉就是单要素脉,是从脉位深浅的角度来定义的。而它的相类脉"濡脉"就是个多要素脉,脉位浮、脉形细、脉力弱、紧张度低(软)。因此,浮脉的相类脉划分也有不同的方法,文中的虚脉在现代教材中就以脉力要素单成一类,共同特点是脉势弱、应指无力,微脉也属于虚脉类。可见,多要素脉可以从不同的角度划分相类脉,相类脉的区分需要大量的临床实践,仔细揣摩、用心体会,努力做到指下明晰、心中了了,既能体察出脉象的不同,还能描述出它们之间的差异。

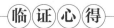

笔者于1967年随医疗队赴甘肃。当时正赶上隆冬季节,因冒受风寒而外感。周身关节无处不痛,恶寒特甚,体温39.8℃,无汗,咳嗽,脉浮紧。笔者自己开了一剂麻黄汤,服后躺在火炕上发汗,约一时许,通身汗出而病解。

按语:本案中,邪气初客体表,人体正气抗邪,气血趋向于外,脉象应之而浮。凡见脉浮应当首先考虑病在表。寒性收引,使脉道拘急收缩,故而呈现紧脉的特征。临证中浮脉常和其他脉象相兼出现。

医案举例

韩某,男,29岁。3日前感冒并发高热,自购西药服后,下午体温仍在38℃左右。咳嗽痰不易出,胸胁震痛,口渴思饮,小便黄,食欲不振,夜寐不安。舌苔微黄,脉浮数。辨证立法:风邪乘肺,内热被束,遂发高热,肺失清肃而为咳。治宜疏表清热宣肺,以五解五清之法治之。处方:鲜苇根18g、炙白前5g、炒香豉10g、鲜茅根18g、炙前胡5g、炒山栀6g、桑白皮5g、白杏仁6g、炒芥穗5g、冬桑叶6g、苦桔梗5g、酒条芩10g、冬瓜子(打)18g、炒炽壳5g、炙甘草3g、炙化红5g。

按语:浮脉主病诗有云"浮而有力多风热"。本案中,风热袭表,肺气被束,肃降失司,壅而不宣,郁而化热,脉气鼓动于外,正邪相争,脉可应之浮,邪热亢盛,血行加速,脉可应之数。因此,案中用疏表清热宣肺,以五解五清之法治之,脉证相应,理法严谨。

九、辨沉脉及相类脉

原文

沉脉法地，近于筋骨，深深在下，沉极为伏。

有力为牢，实大弦长，牢甚则实，愊愊而强[①]。

无力为弱，柔小如绵。弱甚则细，如蛛丝然。

点　评

本段讲述了沉脉的体状特点，以及伏脉、牢脉、实脉、弱脉、细脉五种沉脉相类脉的特点。沉脉及其相类脉的共同特点就是脉位深，体察时需要较大指力，甚有伏脉，需要"推筋着骨"。现代教材中实脉以脉力要素单成一类，共同特点是应指有力。弱脉、细脉都属于无力脉而属于"虚脉类"。脉位的深浅受个人胖瘦的影响，瘦人的脉位相对较浅，胖人的脉位相对较深。气候变化也可影响脉位，气候温暖时脉位相对较浅，天气寒冷时脉位较深。寸、关、尺之间，脉象的部位深浅也是有差异的，一般来说尺脉较深，寸脉和关脉相对较浅。临床中对脉位深浅的区分并无严格的界线，任何一种单要素脉或者多要素脉都有脉位的深浅，要运用不同的指力来细心体会，用脉象最明显的部位来确定脉位的浮中沉。需要指出的是，文中认为细脉是比弱脉更无力、更细的脉象，但是现代诊断教材对细脉和弱脉的区分与文中不同，弱脉的脉位沉、脉力弱、脉形细，是多要素脉象，而细脉是从脉形这一个要素来描述的，是单要素脉。总体来说，脉类的划分除了诊脉时脉象特征有共同点，分析病因病机时同类脉在主病方面也有共同之处。

[①]　愊愊而强：坚实有力。

临证心得

康翁德生，经商外地，1946 年冬往商陵，中途突发风湿关节病，不利于行，折归，询治于余。翁身沉重，手足拘急，关节处微肿，走注疼痛，如虎啮，如针刺，夜间增剧，刻不可忍，有时发寒热，但无汗，脉沉紧，舌苔白润，气短难续。予桂枝芍药知母汤配活络效灵丹……，痛逐减轻，脉见缓和，手足能屈伸，关节肿消。

按语：本案中患者寒邪深入筋骨，病位深，阳气被遏，不能鼓动于外，故见脉沉，患者的表现与金匮芍药知母汤证相符，并且夜间疼痛加剧，所以又兼及血分，故又合用张锡纯活络效灵丹，以大剂猛攻，一鼓作气，而功效卓著。

医案举例

李某，女，40 岁，已婚。1958 年 7 月 23 日来诊。主诉半年来经期腹坠痛。患者孕 5 产 4，自然流产 1 次。初潮后月经正常经期无腹痛，自初产后经期腹痛，时重时轻。近半年来月经规律，5 天净，血量多，色黑紫，有血块，经期小腹坠痛，头晕失眠，乳房胀痛，平时纳差，大便干，小溲黄，末次月经 7 月 12 日，舌苔薄黄根腻、边有刺，脉沉细迟。病由气血两虚，冲任又伤，气虚则脾运不健，血虚则阳气上逆。治以补气健脾、养血平肝，八珍汤加味。处方：党参 9g、白术 6g、茯苓 9g、炙甘草 3g、当归 9g、川芎 3g、熟地黄 12g、白芍 9g、远志 6g、枣仁 9g、枸杞子 9g、旋覆花 9g（包）、泽泻 9g、天冬 9g。4 剂。

按语：此案中，患者产后气血两虚，冲任受伤，无力鼓动血脉，呈现脉沉细的特点，气血亏虚日久，阴阳亦受损伤，阳虚脉应为迟。阴虚有热致舌边有刺，舌苔黄，小便黄，大便干。综合脉症，治从后天之本入手，补气健脾、养血平肝，补气血、强冲任，以资阴阳。脉象的病理意义丰富多样，并非某证一定会呈现某脉，某脉也不是只能为某证所致，临证时当脉症相参，综合考虑，方能切中病机，把握要领。

十、辨迟脉及相类脉

原文

迟脉属阴，一息三至，小駃于迟，缓不及四①。
二损一败②，病不可治，两息夺精③，脉已无气。
浮大虚散，或见芤革，浮小濡微，沉小细弱。
迟细为涩，往来极难，易散一止，止而复还。
结则来缓，止而复来④，代则来缓，止不能回⑤。

点　评

　　本段讲述了迟脉的体状特点，以及损脉、败脉、夺精脉、缓脉、涩脉、结脉、代脉等迟脉相类脉的特点。损脉、败脉、夺精脉的名称现在很少用到。迟脉及其相类脉的共同特点是脉率较慢，脉来迟缓。迟脉一息三至，缓脉比迟脉略快。损脉一息两至，败脉一息一至，夺精脉两息一至，均比迟脉更慢，都是病情危重的表现，现代很少用到这几个名称。结脉和代脉除了脉来迟缓，均有歇止，结脉止无定数，歇止没有规律；而代脉止有定数，歇止有规律。涩脉更为复杂，脉形细、脉来迟缓，往来艰涩不流利，是比较难掌握的一种脉象。

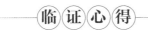

　　王某，男，年50岁，贫农，1965年4月12日初诊。患者昨日下午开

---

① 小駃于迟，缓不及四：缓脉比迟脉稍微快一点，一息不到四至。小，指稍微。駃，通"快"，指迅速。

② 二损一败：脉一息搏动两次称为"损脉"，一息搏动一次称为"败脉"。

③ 两息夺精：脉两息搏动一次称为"夺精脉"。

④ 结则来缓，止而复来：结脉搏动缓慢，时而歇止一次，歇止有规律，歇止时间较短。

⑤ 代则来缓，止不能回：代脉搏动缓慢，时而歇止一次，歇止没有规律，歇止时间较长。

始出现眩晕欲吐，曾请医诊治，服清眩丸未愈。今脉迟（47次/分），舌淡欲吐，口不渴，无热，体温36.4℃，不怕冷。诊为寒证，治以温散，投予甘草、干姜各三钱，煎汤温服一剂。次日复诊，眩晕止，欲吐停，脉67次/分，出工筑墙。嘱再服原方一剂，后未复发。迟脉作为单要素脉，从频率角度定义，临床较为容易掌握。

按语：本案中患者以眩晕欲吐为主诉，无恶寒、畏寒等典型的寒证症状，脉迟是诊断寒证的关键，予以甘草干姜汤温中补脾，药到病除，脉象随即也发生变化，从47次/分恢复到67次/分。

医案举例

刘某，男，32岁。患肠炎5年，经常发作，迄今未愈，半月前，病势加重，曾便出腐肉状物一块，近感食欲不振，消化不良，少腹作痛，便利红白之脓状物甚多，日行八九次，里急后重。舌苔薄白，舌质淡，脉象沉迟。辨证立法：以温补收涩为法佐以理气燥湿之剂。处方：青皮炭5g、赤石脂（禹余粮10g同布包）10g、广皮炭5g、血余炭（晚蚕砂10g同布包）6g、朱茯苓6g、苦参10g、朱茯神6g、吴萸（黄连5g同炒）5g、米党参6g、苍术炭6g、椿根皮12g、煨肉果6g、白术炭6g、紫厚朴5g、干姜炭5g、五味子（打）3g、破故纸6g、炙甘草3g。

按语：本案中，患者久痢，中阳不足，下焦虚寒，渐见滑脱之象，正虚脉气无力鼓动，脉应为沉，阳虚生寒，脉应为迟，案中虽未记录脉力强弱，但结合病程舌像及其他症状，不难推断脉应无力，综合来看属脾阳虚夹湿之证，所以立法以温补收涩为法佐以理气燥湿。

十一、辨数脉及相类脉

原文

数脉属阳，六至一息，七疾八极①，九至为脱②。

浮大者洪，沉大牢实，往来流利，是谓之滑。

有力为紧，弹如转索。数见寸口，有止为促③。

数见关中，动脉可候，厥厥④动摇，状如小豆。

点　评

本段讲述了数脉的体状特点，以及疾脉、极脉、脱脉、促脉、动脉等数脉相类脉的特点。还有洪脉、滑脉、紧脉的体状特点。其中极脉、脱脉的名称现在很少用到。数脉及其相类脉的共同特点是脉率较快。数脉一息六至，疾脉一息七至，极脉一息八至，脱脉一息九至，这些脉象都是单要素脉，是从脉率角度来定义的。促脉脉率较快、脉有歇止，止无定数，没有规律。动脉搏动急促、脉长仅现于关部。洪脉脉位浮、脉形宽大、脉力强，牢脉脉位沉、脉形宽大、脉力强、脉长超出本位。紧脉脉力较强、紧张度较高。促脉、动脉、洪脉、牢脉、紧脉是多要素脉。

综合来说，每个患者的脉都由多种脉象要素组成，脉象要素的组合是难以计数的，要给每种组合都取名是不现实的。医生在诊脉过程中注意体会不同的脉象要素，如果有合适的单要素或多要素脉象名称则直接选用，如果脉象特征比较复杂，则以相兼脉的形式来表达。

---

① 七疾八极：脉一息搏动七次为"疾脉"，一息搏动八次为"极脉"。

② 九至为脱：脉一息搏动九次为"脱脉"。

③ 有止为促：脉来急促，时而歇止，没有规律，称为促脉。

④ 厥厥：厥，此处意为"短"也。

临证心得

窦某，男，22岁。1978年4月7日初诊。患者一周前出汗受凉后感周身不适，次日始寒战、高烧、咳嗽、胸痛，体温39.5℃，在卫生院用氨基比林及中药治疗未愈。近几天胸痛憋气，咳嗽加重，体温不退，现体温38.4℃，咳嗽频繁，痰少黏稠，胸痛气喘，口干尿黄，舌淡红苔稍黄，脉数。西医诊断为大叶性肺炎，右肺代偿性肺气肿。

按语：郭老认为证属肺热咳嗽，治宜养阴清热、宣肺止咳。经四诊后，咳嗽已除，胸透肺炎吸收，血象正常，出院。不论外感热邪，还是阴虚内热均可鼓动气血，运行加速，而见数脉。数脉作为从脉率要素定义的单要素脉，是比较容易掌握的。本案中发热咳嗽、痰黏稠、舌质红、脉黄等证候与脉数所提示的病理本质相同，脉证相符，辨证施治，效如桴鼓。

医案举例

吴某，男。对口疽，疮口腐烂散漫，延及两耳，脂水清稀，肉色紫黯，焮热疼痛，头目面腮均肿，咳嗽气逆，纳废便秘，神志昏迷，懊侬谵语，脉数，舌绛，口渴常饮，热迫灼阴，病属重险，姑拟宣窍、育阴、涤热、化毒。紫雪丹1.5g（吞）、黄大青叶12g、板蓝根15g、鲜生地30g、鲜石斛15g、鲜贯众15g、细川连2.4g、黑山栀9g、肥知母6g、京玄参15g、粉丹皮9g、生绿豆30g、朱连翘9g、川象贝各9g、瓜蒌仁9g、生赤芍9g、甘中黄5g、光杏仁9g、薄荷叶5g。另用：生黄芪15g、金银花15g煎汤代茶。外用药：银藤散掺疮面上，上覆盖膏药，每日换药1~2次。

按语：本案中，患者热毒炽盛，血脉鼓动加速，故脉应为数。邪热内陷心包，至神志昏迷，懊侬谵语。肺胃之火上炎，清肃之令失司，至头面肿痛，咳嗽气逆。热邪郁闭，血脉壅滞，阳气不能升清，清窍闭塞，致疮口腐烂散漫，脂水清稀。综合脉症热毒炽盛，壅滞清窍的病机非常明确，脉证相应，治法得当。

十二、辨长短脉

原文

长则气治[①]，过于本位[②]，长而端直，弦脉应指。
短则气病，不能满部，不见于关，惟尺寸候。

　　本段讲述了长脉、短脉、弦脉的体状特点。长脉脉体较长超出本位，一般脉势和缓。短脉的脉象为脉体短小，不能满于寸、尺部。这几个脉特征明显，临床中较好辨别。长脉见于正常人，是由于先后天之精充盈，心气心血正常，血脉和畅。在病理情况下见长脉，多为血行不畅，或心搏排血量大，血压高等病变中。短脉见于正常人多见于秋天，秋气敛肃，人亦应之，气血内敛，不能充分充盈鼓荡血脉，故脉见短。病理状态下短脉"主气病"，短而有力为气郁，无力为气损。气郁血瘀或痰阻食积，阻滞脉道，致脉气不能伸展而致者，脉短而有力；如由气虚不足，无力鼓动血行，则脉短而无力。

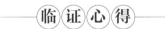

　　天津铃铛阁街，于氏所娶新妇，过门旬余，忽然头痛，医者疑其受风，投以发表之剂，其疼陡剧，号呼不止。遂延愚为之诊视。其脉弦硬而长，左部尤甚。知其肝胆之火上冲过甚也，遂投以镇肝熄风汤，加龙胆草三钱，以泻其肝胆之火。一剂病愈强半，又服两剂头已不痛。

　　按语：弦脉的特点是端直以长，同时紧张度较高，临床中较为常见，也是易于掌握的脉象，对判断病位属肝胆很有意义。本案中患者头痛，前

---

　　① 长则气治：长脉为正常脉象。治，指正常。
　　② 过于本位：脉搏超出寸关尺三部。

医不效的情况下，张锡纯凭脉象弦硬而长、左部尤甚，判断了病位在肝胆，病性为实热，直截了当，予镇肝熄风汤随手而愈。

───── 医案举例 ─────

沈某，女，41岁。1981年10月29日来诊。主诉及病史：有肺气肿、慢性肺源性心脏病史。数日前受凉后曾发高热，经急诊用抗生素治疗后热已退，但心悸咳喘反甚。外院心电图示：肺型P波，右心室肥大，频发房性早搏。诊查：痰多清稀，胸闷气急不能平卧，畏冷浮肿尿少，口唇青紫，舌胖苔白腻，脉短而促（脉率110次/分，早搏10次/分）。证属心肾阳衰，肺伏痰饮，气不化水，水气凌心。拟温化痰饮，宣畅心脉。处方：桂枝6g、附片9g、川椒1.5g、细辛3g、全瓜蒌15g、薤白9g、制半夏9g、茯苓9g、白芍9g、五味子9g、生姜3g。7剂。

按语：临床中，虚证实证都可以出现短脉，实证气郁致气机不畅，虚证气虚致气机不畅。要四诊合参明辨虚实。本案中，患者心阳不振，痰饮停蓄，虚实夹杂，也致气机不畅，呈现短脉。促脉多见于阳热亢盛，但也可以见于虚证，本案即是阳虚，推动无力，失于温煦，气血运行不畅，导致脉跳较快而时有歇止。治以温化痰饮、宣畅心脉，使心脉得通，气血和畅，气机升降如常。

十三、浮脉、沉脉、相兼脉主病

原文

一脉一形，各有主病，数脉相兼，则见诸证。
浮脉主表，里必不足。有力风热，无力血弱。
浮迟风虚[①]，浮数风热，浮紧风寒，浮缓风湿。
浮虚伤暑，浮芤失血，浮洪虚火，浮微劳极。
浮濡阴虚，浮散虚剧，浮弦痰饮，浮滑痰热。

---

① 风虚：气虚伤风。

沉脉主里，主寒主积①，有力痰食，无力气郁。
沉迟虚寒，沉数热伏②，沉紧冷痛，沉缓水蓄。
沉牢痼冷，沉实热极，沉弱阴虚，沉细痹湿③。
沉弦饮痛④，沉滑宿食，沉伏吐利，阴毒聚积。

点　评

本段讲述了浮脉、沉脉、相兼脉的主病。所谓脉象主病就是脉象的临床意义。脉象和病证有对应关系，但不是绝对的一一对应。患者的病因往往比较复杂，病位、病性也处于发展变化过程中，因此一个患者可以同时出现多种脉象，古人称为"合脉"，现在称为"相兼脉"，相兼脉不存在脉象要素相反的相兼，比如浮与沉、迟与数是不会相兼的。总的来说浮沉是辨别病位的纲领脉，浮脉主表证，也可见于里虚证，沉脉主里证。但是临床中要多要素综合体察，例如：浮而有力多见外感表证，浮而无力多见里虚，浮而迟缓见于表虚伤风，浮而兼数见于外感风热。沉而有力见于痰饮或食积，沉而无力见于气郁，沉而迟缓见于虚寒证，沉而兼数见于热邪内伏。

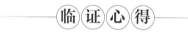

临证心得

李某，女，5岁，1964年1月22日初诊。患儿经常咳嗽有痰，入夜尤甚，身热37.4℃左右，持续不退，无汗，食欲不振，腹时痛，面部有散在红点，精神欠佳，大小便正常，脉沉数，舌质淡、苔黄腻而厚。由肠胃失调，食积化热，治宜调和肠胃兼消食积。1月23日复诊，服前方两剂热退、咳嗽减。

按语：本案病因在于饮食不节，食积化热，肠胃阻滞浊气上逆。其发热咳嗽，容易误判为外感，但是患者脉沉不浮，而且腹时痛、不欲食，所以判断为饮食内伤。脉数、苔黄是化热的表现，因此确定治法为和胃消

---

① 积：积聚，病证名。
② 热伏：热邪深伏体内。
③ 痹湿：即湿痹。
④ 饮痛：痰饮内停导致疼痛。

滞。调理肠胃后诸症皆除，体现了脉诊在鉴别诊断时的价值。

医案举例

某，女，57 岁。1971 年 12 月初诊。发病 10 余日就诊。面部浮肿，目下微肿如卧蚕，小便黄赤，微恶风寒，发热，头痛，腰疼，鼻塞，流清涕，口渴欲饮冷，心下硬满，按之不舒，然不碍饮食，心悸，微咳，脉浮。治法拟越婢加半夏汤主之。处方：麻黄 10g、石膏 20g、炙甘草 10g、红枣 3 枚、生姜 10g、法半夏 12g。

按语：本案中风寒侵袭于肌肤，则症见微恶风寒、发热、头痛、腰疼、鼻塞、流清涕，脉呈浮象。风邪扰动内水而上泛于头面，故面目浮肿。水邪滞结心下且上犯于心肺，故心下痞硬而按之不舒，并伴见心悸、微咳等症。阳气受阻，内郁化热，则小便黄赤而口渴欲饮冷。其病外有表邪，内有郁热，属风水为患。

十四、迟脉、数脉、相兼脉主病

原文

迟脉主脏，阳气伏潜，有力为痛，无力虚寒。

数脉主腑，主吐主狂，有力为热，无力为疮。

滑脉主痰，或伤于食，下为蓄血，上为吐逆。

涩脉少血，或中寒湿，反胃结肠，自汗厥逆。

弦脉主饮，病属胆肝，弦数多热，弦迟多寒。

浮弦支饮，沉弦悬痛[①]，阳弦[②]头痛，阴弦[③]腹痛。

紧脉主寒，又主诸痛，浮紧表寒，沉紧里痛。

长脉气平，短脉气病，细则气少，大则病进。

---

① 悬痛：悬饮导致疼痛。

② 阳弦：寸部脉弦。

③ 阴弦：尺部脉弦。

浮长风痛，沉短宿食，血虚脉虚，气实脉实。

洪脉为热，其阴则虚，细脉为湿，其血则虚。

缓大者风，缓细者湿，缓涩血少，缓滑内热。

濡小阴虚，弱小阳竭[①]，阳竭恶寒，阴虚发热。

阳微[②]恶寒，阴微[③]发热，男微虚损，女微泻血[④]。

阳动汗出，阴动发热，为痛与惊，崩中失血。

虚寒相搏，其名为革，男子失精，女子失血。

阳盛则促，肺痈阳毒，阴盛则结，疝瘕积郁。

代则气衰，或泄脓血，伤寒心悸，女胎三月[⑤]。

▣ 点　评

本段讲述了迟脉、数脉、相兼脉的主病。本文中迟脉主脏、数脉主腑的说法不必拘泥，迟脉和数脉是辨识寒热的纲领脉，迟脉主寒，数脉主热。迟而有力见于寒邪凝滞，迟而无力见于阳气不足，数而有力见于实热炽盛，数而无力见于阴虚或余热未除。患者的脉象主病往往是各个脉象主病的综合，临床运用的过程中不能拘泥于脉诊，更不能以脉诊代四诊，要诊法合参，综合判断。例如滑脉主痰证或食积，数脉主热，如果患者脉象滑数那既可能是痰热壅盛，也可能是食积化火，具体情况还需要结合其他信息来判断。

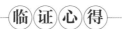

郭某，女性，40岁，因久患低烧症，于1973年6月17日来就诊。患者主诉：3年来下午低烧，常达37.7℃~37.8℃，每到夜间两腿发麻，精神委顿不振，经西医学检查，原因未明，久治无效。切其脉细而稍数，左关稍弦，舌无苔略红，有阴虚肝旺现象，投予都气丸加柴、芍、桂作汤用，

---

① 阳竭：阳气衰微。

② 阳微：寸部脉微。

③ 阴微：尺部脉微。

④ 泻血：崩漏。

⑤ 女胎三月：女子妊娠三个月。

以滋肾调肝。26日复诊，低烧下降至37℃，嘱再服前方10剂，以巩固疗效。

按语：多种脉象相兼是临床中常见的情况，而且左右手、寸关尺不同位置的脉象特点也会有差异，需细心体会。本案中脉细稍数、舌无苔略红是提示阴虚的重要依据，左关稍弦，提示肝阳旺，在久治不愈的情况下，脉象特征为明确治则治法治疗指明了方向，体现出脉诊在临床中的重要价值。

医案举例

姜某，女，25岁。初诊：1963年11月24日。主诉及病史：患慢性肾盂肾炎已1年多，近时加剧。诊查：头面四肢浮肿而下肢较甚，右腰酸痛，小便短赤混浊如橘子汁，怯寒甚，间或微热，但汗出，容易感冒，神疲肢倦，不思饮食，有时腹胀，自觉口臭，大便时结时溏而结时较多，或带血，头昏耳鸣，心悸，健忘，寐多噩梦而易醒，醒则难再入寐，舌根苔微黄腻，脉迟。治法：投以附子汤合麻黄附子汤加味。处方：熟附子三钱、白术三钱、云茯苓三钱、白芍三钱、党参三钱、麻黄一钱、甘草五钱、干浮萍三钱、白茅根五钱、生苡仁五钱、赤小豆五钱。6剂。

按语：本案水肿病情复杂，寒热虚实症状纷陈，从其水肿而怯寒脉迟来看，固属寒湿；从其水肿而小便黄如橘汁、口臭苔黄来看，则似又属湿热；从其怯寒脉迟、神疲肢倦、不思饮食、有时腹胀、大便时溏来看，固属阳气虚；从其头昏耳鸣、心悸健忘、寐少梦多易醒、大便时结或带血来看，则似又属阴血虚，乍看颇有令人目眩神迷之惑。但细加分析，从邪方面看实为寒湿遏热，从正方面看却是阳气偏虚。故用附子汤以温补阳气，合麻黄附子汤以宣化寒湿，配白茅根、生仁、赤小豆以清利湿热。其中甘草5倍于麻黄，则是针对其心悸等症。由于药与证合，故获显效。

十五、外感六淫脉象及脉之顺逆

原文

脉之主病，有宜①不宜，阴阳顺逆②，凶吉可推。

中风③浮缓，急实则忌，浮滑中痰④，沉迟中气⑤。

尸厥⑥沉滑，卒不知人，入脏身冷，入腑身温。

风伤于卫，浮缓有汗，寒伤于营，浮紧无汗。

暑伤于气，脉虚身热，湿伤于血，脉缓细涩。

伤寒热病，脉喜浮洪，沉微涩小，证反必凶。

汗后脉静，身凉则安，汗后脉躁，热甚必难。

阳病见阴，病必危殆，阴病见阳，虽困无害。

上不至关，阴气已绝，下不至关，阳气已竭。

代脉止歇，脏绝倾危，散脉无根，形损难医。

🔲 点　评

　　首先，本段提出了根据脉症的宜与不宜来判断疾病的轻重预后方法。脉症相合主顺，为吉兆，如阳证见阳脉；脉症不相合主逆，为凶兆，如阳

---

①　宜：该处是指病脉相合为宜，不相合则为不宜。宜，合适、适宜。

②　阴阳顺逆：脉象与病证的阴阳属性相合为顺，不相合则为逆。

③　中风：在此指外感风邪之表证，与脑血管意外之中风病不同。见《伤寒论·辨太阳病脉证并治》："太阳病，发热，汗出，恶风，脉缓者，名曰中风。"

④　中痰：中医病名，又名痰中、湿中，类中风类型之一。多由湿盛生痰，痰生风，热生因而致病。症见猝然眩晕、发麻、昏倒不省人事、舌本强直、喉中痰声、四肢不举等症。

⑤　中气：中医病名，亦称气中，属类中风。多由情志郁结，或怒动肝气，气逆上行所致。症见突然仆倒、昏迷不省人事、牙关紧急、手足拘紧等，其状极似中风，但身凉不温，口内无痰声等症。元代王履言："因于风者，真中风也；因于火，因于气，因于湿者，类中风而非中风也。"

⑥　尸厥：中医古病名，为厥证之一。指症见突然昏倒，不省人事，其状如昏死，患者呼吸微弱，脉极微细，或毫不应指。

证见阴脉，这种方法在临床至今仍有一定的指导价值。其次，本段还提出了中风脉有宜、忌的不同情况，如"中风浮缓，急实则忌"，并对类中风病的中痰、中气、尸厥的脉症及尸厥其病位在脏或在腑的鉴别均进行了论述，如中痰者脉象多浮滑，中气者脉象多沉迟，尸厥者脉象多沉滑。另外，还对外感病风、寒、暑、湿不同致病因素导致的脉症情况及转化预后进行了阐述，如风邪易伤卫分，其脉多浮缓而有汗出；寒邪易伤营分，其脉多浮紧而无汗出；暑邪易伤气分，其脉虚软而有身热；湿邪易伤血脉，其脉缓细而兼滞涩。若伤寒变为热病，脉浮洪为顺证，若脉沉微涩小，则为脉症不符，疾病凶险。还指出热病汗后，若脉静身凉，为病退身安；若汗后脉反躁急，为热邪炽盛，主病进难治。最后，针对脉搏动如上不至关、下不至关及代脉和散脉的特点来推测病机。

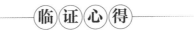

　　本段主要论述的风、寒、暑、湿四种外邪伤人的脉症特点与现代临床基本符合。尤其是对于伤寒热病、病情轻重及预后吉凶判断，提出了两种具体的判断方法，即根据汗出后的临床表现及脉与症的应与不应，这些对于诊断至今仍有重要意义，值得临床效法。临床上，外感中风证和中风病的本质完全不同，要注意加以区分。外感中风证由于体质虚弱，外感风邪，脉多浮缓；中风病是在脏腑经络功能失调、阴阳气血偏盛偏衰的基础上，产生火、痰、瘀、虚，导致内风、腑实、窍闭证的发生，以猝然昏仆、不省人事，伴有口眼歪斜、语言不利、半身不遂为主证的一种疾病，其脉多弦、滑、细。注意其也需要与痉证的四肢抽搐、项背强直、甚至角弓反张以及厥证突然昏扑、不省人事、移时苏醒、醒后无半身不遂和口眼歪斜相区别。

医案举例

　　阳贯之治热病案：张心源，年24岁，夏月病热，医者不知辛凉解肌之法，妄用表散，使伏火上逼，鼻血长流不止，复用犀角、羚羊、黄连等药以清热，将阳邪引入少阴心经，变症尤恶，举家忙乱。又更医，投承气汤亦不效。舌生芒刺，谵语不休，发热燥渴，白昼稍轻，晚间加剧。服承气汤数剂，大便亦不通。迁延 10 余日，仅存一息于床褥矣。察其脉两寸俱无，两关之脉，时而紧疾，时而迟细，有不可捉摸之状，此热邪陷入三阴者也。当善下之，庶可转危为安。

按语：病家曰：芒硝、大黄，已食之多矣。余曰：阳邪传入阳分，则芒硝、大黄可以破其坚垒，阳邪陷入阴分，则芒硝不能为力。盖芒硝咸寒凝血，反使阴经之瘀热，不能转出阳分而下泄也，法当佐热药下之。凡病在阳分，以寒药下之，在阴分，以热药下之。借阳药为导引，直入阴分，非用阳药以去病也。通利之后，急与养阴退阳，扶脾助胃，不惟热药不可用，即稍带辛燥之药，亦不可用也（组方：生大黄 15g，小枳实 9g，鲜生地 18g，生甘草 2.4g，黑附片 1.5g。）。1 剂而即通利，随用人参白虎汤出入加减，即能起床。迨舌苔退尽，始改用清补之药，4 剂获愈。

十六、疟疾、泄泻、呕吐、霍乱脉象

原文

> 饮食内伤，气口[①]急滑，劳倦内伤，脾脉大弱。
> 欲知是气，下手脉沉，沉极则伏，涩弱久深。
> 大郁[②]多沉，滑痰紧食，气涩血芤，数火细湿。
> 滑主多痰，弦主留饮，热则滑数，寒则弦紧。
> 浮滑兼风，沉滑兼气，食伤短疾，湿留濡细。
> 疟[③]脉自弦，弦数者热，弦迟者寒，代散者折[④]。
> 泄泻下痢，沉小滑弱，实大浮洪，发热则恶。
> 呕吐反胃，浮滑者昌，弦数紧涩，结肠[⑤]者亡。
> 霍乱之候，脉代勿讶，厥逆迟微，是则可怕。

---

① 气口：指寸口脉。

② 大郁："大郁"应作"六郁"，紧跟下文讲痰、食、火、湿、气、血等，实为六郁内容。

③ 疟：病名，即疟疾。临床以间歇性寒战、高热、汗出为特征的一种病。

④ 折：即折寿，生命不能长久之意。

⑤ 结肠：即肠结，大便秘结之意。

点 评

本段着重论述了饮食内伤、劳倦内伤所致病证的常见脉症。首先，讨论了饮食与劳倦所伤脉象的特点，饮食失宜，肠胃损伤，寸口脉部多见滑数的表现；劳倦太过，脾气受损，右关部脉大无力。此外，还对不同病理性质的脉象特点进行了梳理，如气伤脉沉，六郁于内不能外达，脉也可以出现沉象。痰证脉滑、气虚脉涩、火证脉数、湿证脉细、寒证脉弦紧等，这里的某证或某病见某种脉，不可将其绝对化，因为一种脉象可能会在不同病证中出现，如紧脉见于寒证、痛证，在此亦见于食积。因此，在进行具体辨证时还需望闻问切四诊合参。最后，本段对疟疾、泄泻、呕吐、霍乱疾病的脉象特点以及疾病的预后进行了梳理，如弦脉为疟疾常见之脉象，弦数者属热，弦迟者属寒，无论脉象弦数、弦迟，都是脉与症相应的表现。但若疟疾病出现了时有歇止、止有定数、良久复还的代脉，或者浮而散乱、重按无根的散脉，则提示正气已竭、危在旦夕。又如泄泻或痢疾，脉象应见沉小滑弱，若脉象实大浮洪并伴发热者，则属于病重。这也一定程度体现了辨病及把握疾病基本病机特点的重要性。

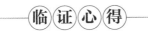

临证心得

饮食或劳倦为临床多种疾病的发病或诱发原因，如本节提到的痢疾、泄泻、呕吐、反胃等。其中，饮食内伤一般包括三方面内容，一是饮食不节，过饥，则水谷摄入不足，气血生化乏源；过饱，则易伤胃肠，饮食停积致气机壅滞。二是饮食不洁，易导致各种肠道感染性疾病、寄生虫病，甚或"食物中毒"。三是饮食偏嗜，若五味偏嗜，易导致五脏之气偏盛偏衰，而生多病。劳逸失度包括两个方面的内容，一是过劳：劳力过度，易耗伤正气，导致正气虚衰，除变生各种虚损之证外，还易感邪而多发病；劳神过度，最易劳伤心脾，而成"心脾两虚"之证；房劳太过，最易耗精伤肾，导致各种肾虚证，或使生殖功能减退，或使成人早衰。二是过逸：过度安闲，不劳动、不活动，"人逸则气滞"，既使气血流行不畅，也易导致脾胃功能减退，而变生多病。可见，饮食、劳逸对疾病的发生发展，尤其影响脾胃功能方面，具有重要意义。对个人而言，保持良好的生活习惯，饮食有节、劳逸适度是维护机体健康的重要方法。

医案举例

李某，男，70岁。2004年4月13日初诊：睡眠不稳朦胧，易醒，断续而眠，至夜身热，胃脘不舒，痞满嗳气，便虽不干然不畅。脉弦缓滑稍大，舌可苔黄厚。证属：痰热蕴阻。方宗：黄连温胆汤加减。黄连12g，黄芩12g，半夏18g，胆南星10g，天竺黄12g，枳实9g，石菖蒲9g，竹茹8g，瓜蒌30g，橘红10g，茯苓15g。5月19日二诊：上方共服35剂，睡眠已可，饮食正常，食后胃尚微满，大便欠畅。上方加焦三仙各12g，继服14剂。

按语：经云："胃不和则卧不安。"胃不和，原因颇多，虚实寒热皆有，皆可影响心神而卧不安。此例脉弦缓滑大，弦乃气郁，滑为痰。缓而大者，乃纵脉，纵主热，景岳云："缓而滑大者多实热。"再征之于舌、苔黄而厚，故诊为痰热蕴阻。痰热蕴阻于胃，胃气不降而上逆，故卧不安。入夜身热者，因痰热蕴阻，热淫而热。《伤寒论》第278条："伤寒脉浮而缓，手足自温者，系在太阴……以脾家实。"

十七、咳喘、骨蒸、劳极、失血、瘀血脉象

原文

咳嗽多浮，聚肺关胃，沉紧小危，浮濡易治。
喘急息肩[①]，浮滑者顺，沉涩肢寒，散脉逆证。
病热有火，洪数可医，沉微无火，无根者危[②]。
骨蒸发热，脉数而虚，热而涩小，必殒其躯。

---

① 喘急息肩：指喘息急迫，呼吸困难，需抬举两肩来帮助呼吸。又称张口抬肩。
② 无根者危：无根脉者病情危重。无根脉的特征是尺脉沉取，无脉动应指，便是无根，提示"先天之本"肾气绝。

劳极^①诸虚，浮软微弱，土败^②双弦，火炎急数。

诸病失血，脉必见芤，缓小可喜，数大可忧。

瘀血内蓄，却宜牢大，沉小涩微，反成其害。

点 评

本小节主要讲述两方面的内容，一是咳喘脉象表现及预后情况，并提出咳嗽发病多与肺胃相关，并首次提出了无根脉。咳嗽之证，为肺气上逆，故其脉多浮。若脉沉紧，则是寒邪内聚，其病稍危；若其脉浮软，则是病邪轻浅，其病易治。喘证之象，气急喘促，张口抬肩，其病乃痰浊上迫，故其脉以浮滑为顺；若脉见沉涩，四肢厥冷，甚至出现脉散无根，则属气虚阳微、肺气耗散的逆证。还指出热性病变中，脉证相应，易于治愈，若热病反出现沉微之脉，则提示体内无实火，若见无根之脉，则表明元气衰竭，病情危重。二是针对骨蒸、劳极诸虚、失血、瘀血的脉象表现及预后情况进行阐述，其一般规律是脉证相应为顺证，脉证不符多为逆证。文中指出一般骨蒸发热多属阴虚证，脉象数而无力，若热势加重而脉象涩小，可见阴精亏损已极，有生命垂危之兆。五劳、六极诸般虚证，脉象多见浮软微弱，若两手关部脉弦，这是肝旺乘脾、脾气衰败之象；若脉见急数，属阴虚已极、亢阳无制、虚火内盛所致。又如各种失血，易见芤脉，脉来缓小为顺证，脉来数大则为逆证。各种瘀血内停的病证，多见牢大的脉象，这表明正气尚旺，若脉象沉小涩微，为气血俱衰，危害较大。

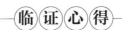
—— 临 证 心 得 ——

本节中有些内容与现代临床表现颇为一致，如大失血早期常见芤脉，这是由于大量而急骤的失血，机体代偿机能尚未产生，脉道呈现空虚状态所致。但当机体代偿机能产生，周围血管收缩，这种中空的芤脉便会消失，而出现细脉（小脉）等，这些与临床实际相切合。另外，本段在论述咳嗽病时提出"聚肺关胃"的论点，实际是后世根据咳嗽病的病位主次

---

① 劳极：即为五劳六极。

② 土败：脾脏五行属土，土败即指脾气衰败。

将《素问·咳论》中"聚于胃,关于肺"的提法修改而成的。因咳嗽病的发生,有外感与内伤的不同病因。若外感邪气,肺气被束,宣降失司而致者,其脉象多浮。若因内伤所致,其咳嗽虽由肺所产生,即标象在肺,然其本则常涉及它脏与六腑。其中由于肺脉起于中焦,循胃口上膈属肺。所以胃有痰饮,胃气不降,上逆迫肺,也是咳嗽常见原因(即聚肺关胃)。这一观点的意义在于强调了咳嗽虽主要是肺病的问题,但却不能只局限于从肺病的角度去认识与处理。需要立足整理观念,因为其他脏或腑有病,都能传邪到肺而致咳嗽,正如《素问·咳论》云:"五脏六腑皆令人咳,非独肺也。"另外,强调咳嗽虽与五脏六腑相关,但其主要在于肺与胃。清代名医陈念祖在《医学三字经·咳嗽》曰:"《内经》虽分五脏诸咳,而尤重者,在聚于胃,关于肺六字。"这对临床上从调理后天之本脾胃,增强机体免疫力,从而防治呼吸道疾病具有重要指导意义,也称"培土生金",典型方剂有参苓白术散、六君子汤等。

医案举例

徐某,男,40岁,1974年1月25日初诊。咳嗽气喘,痰涎壅盛,胸膈满闷,倚息难卧(西医诊为肺气肿),苔润脉滑。以温降平喘为主。姜半夏9g,橘红4.5g,前胡9g,炒苏子9g,炙草4.5g,当归9g,沉香粉1g(吞),川朴6g,生姜2片,肉桂1.5g(分两次吞),3剂。

二诊:1月27日,前方只服2剂,能睡卧,虽有咳嗽,而气喘渐平,痰壅胸满之感亦显松舒。原方加减。姜半夏9g,苏子9g,前胡6g,橘红4.5g,杏仁9g,浙贝9g,炙草4.5g,生姜2片,肉桂1.5g,川朴4.5g,4剂。

按语:痰饮阻肺,肺气不得宣降,故咳喘,倚息不得卧,用苏子降气汤加减,温降肺病,化痰平喘,应手而效。李士材《医宗必读》常用此方治疗痰涎壅盛,胸膈噎塞,并久年肺病。用得其宜,确是效方。

十八、遗精、白浊、三消、淋闭、便结、癫狂、喉痹、眩晕脉象

原文

遗精白浊①，微涩而弱，火盛阴虚，芤濡洪数。

三消②之脉，浮大者生，细小微涩，形脱③可惊。

小便淋闷④，鼻头色黄，涩小无血，数大何妨。

大便燥结，须分气血，阳数而实，阴迟而涩。

癫乃重阴⑤，狂乃重阳⑥，浮洪吉兆，沉急凶殃。

痫脉宜虚，实急者恶，浮阳沉阴，滑痰数热。

喉痹之脉，数热迟寒，缠喉⑦走马⑧，微伏则难。

诸风眩运，有火有痰，左涩死血，右大虚看。

---

① 白浊：病证名。指小便色白混浊，溺时并无尿道涩痛，多因脾胃湿热下注膀胱所致。

② 三消：指消渴病，即上、中、下消。

③ 形脱：指形体消瘦。

④ 闷：通"闭"。

⑤ 癫乃重阴：癫为精神病的一种类型。症见精神抑郁，表情淡漠，喃喃自语，哭笑无常，幻想幻觉，言语错乱，不知秽洁，舌苔白腻，脉滑等。多由痰气郁结，蒙蔽神机所致，属阴盛之证。《难经·二十难》曰："重阴者癫。""重阴"，两种属阴的事物重合到同一事物上之谓。癫，病名。

⑥ 狂乃重阳：狂为精神病的一种类型。症见狂躁易怒，打人毁物，登高而歌，弃衣而走，骂詈不避亲疏，力逾常人，逾垣上屋等，多由痰火上扰，神明失主所致。《难经·二十难》曰："重阳者癫。""重阳"，两种属阳的事物重合到同一事物上之谓。狂，病名。

⑦ 缠喉：属病名。症见喉关内外红肿疼痛，红丝缠绕，若漫肿深延至会厌及喉部，则呼吸困难，痰鸣气促，胸膈气紧，牙关拘急等。又称缠喉风。

⑧ 走马：属病名。走马者言其迅速之至。症见头痛身疼，面赤唇红，颈项肿痛，牙关紧闭，痰声如拽锯，声音嘶哑，伙食汤药阻隔不下。又急喉风、走马喉风。

回 点 评

本段着重论述了遗精白浊、消渴、癃闭、便秘、癫、狂、痫、喉痹、眩晕等病证的脉象，提出从脉象区分疾病阴阳寒热虚实等性质，并对疾病诊断预后进行阐述。如遗精病或者白浊病，都必然耗伤阴精。阴精不足，脉常见微涩而弱。但若脉象出现芤濡洪数者，便属阴虚火旺。前者属顺证表现，后者则为逆证反映。消渴病临床常以多饮、多食、多尿的三多表现为主症。其病因总因燥热太盛为主要矛盾，故脉象宜见浮大，阳证得阳脉为顺症表现，故主生。若见细小微涩等属阴之脉，并兼形体消瘦大肉脱失者，则是脏腑精气耗尽、阴精枯竭发展到了难以救治的程度，故谓"可惊"。又如便秘病，应注意区分气分阳明腑实、燥屎内结和阴血不足、肠失润养两种情况。脉来数而有力，则为阳明燥结的腑实证，属实属阳。脉来迟涩者，多属阴血亏虚、肠失濡养所致。阴血不足为虚，虚者属阴。痫病多是先天不足或后天正气内虚，心神虚怯等原因所致，故脉以虚脉为主。若脉见实急，这是虚病见实脉，为脉症不应，故其病必重，其发必频。痫病有阴阳不同的病性，有痰盛与热盛的不同病因。若脉显浮象者可知其为阳痫，若脉来沉者则为阴痫；脉往来流利者为痰盛，脉来数者为热盛。此外，喉痹的寒热病机及眩晕的火热、痰盛病机等亦均可在脉象上有所体现。

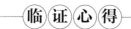

本节通过脉象来区分不同疾病的病理性质的方法至今在临床上有所运用，如便秘临床常见的情况有两类，一是气分阳明热盛的肠燥便秘；二是阴血亏虚、津液不足的肠燥便秘，前者常用大承气汤类方加减治疗，后者常用增液汤类方加减治疗。但除此两者情况外，临床上还有气滞便秘、寒结便秘、气虚便秘等。另外，本节中还应注意癫、狂、痫三种病的鉴别。癫病是一种精神失常的疾病，病机为痰气郁结、蒙蔽神机。临床上以精神抑郁，表情淡漠，沉默痴呆，喃喃自语，语无伦次，喜静而少动为其特征。治以理气解郁，畅达神机为其大法。同时，还应配合心理疗法，移情易性等消除抑郁。狂病也是精神失常的一种病变。病位痰火上扰，神明失主。临床上以精神亢奋、躁扰不宁、骂人毁物、狂躁动而多怒，甚至伤害他人为特征。治疗本病，常以降火（泄火）豁痰治其标，调整阴阳，恢复神机为治疗大法。二者之间也可相互转化，癫病痰气郁而化火可以转化为狂病，狂病日久，郁火宣泄而痰气留结，也可转化为癫病，故临床强调早期诊治。痫病是以突然意识丧失，发则仆倒，不省人事，两目上视，口吐涎沫，四肢抽搐，或口中怪叫，移时苏醒，一如常人为主要临床表现的一种发作性神志异常疾病。病机为脏腑受伤，神机受累，元神失控。针对频繁发作，以指标为主，着重清肝泻火、豁痰息风、开窍定痫。平时补虚以治其本，多以益气养血、健脾化痰、滋补肝肾、宁心安神等为主。该病病程一般较长，尤其应重视休止期的治疗和精神、饮食调理，防止频繁发作，将对疾病的发展预后有重要意义。

医案举例

刘某，男，28岁。1980年12月4日初诊：心悸烦乱，失眠，头晕，急躁易怒，大便干结。舌红，脉细数。曾有精神分裂症。辨证：气郁化火，灼液成痰，痰热内扰神明。立法：清热化痰，安神定志。方药：菖蒲5g，远志10g，党参10g，茯苓10g，生牡蛎20g（先煎），广郁金10g，丹参10g，炒枣仁10g，胆星5g，龙齿15g（先煎），磁石15g（先煎）（6剂）。

二诊：心悸烦乱已减，睡眠转佳，大便仍干，乏力头晕，舌红苔黄，脉细弦，久病气阴两伤，再以调益气阴，养心安神。沙参10g，麦冬10g，功劳叶10g，合欢皮10g，仙鹤草10g，扁豆15g，茯苓10g，珍珠母20g（先煎），生龙骨、生牡蛎各20g（先煎），焦三仙各10g，朱砂（冲）1.5g，拌灯心草1.5g（6剂）。

三诊：头晕减轻，精神较前为佳，心中灼热，口干，大便干结，舌红苔灰腻而干，脉细弦而滑。再以镇心安神，涤痰通腑。琥珀粉（冲）3g，朱砂（冲）1.5g，珍珠母30g（先煎），礞石10g（先煎），黄芩10g，酒军3g，丹参15g，炒枣仁10g，黄连3g，生龙骨、生牡蛎各20g（先煎），生白芍10g（6剂）。

按语：癫与狂有虚实、静躁之分，癫多喜静妄言，多虚；狂则躁动不安，多实。二者常可互相转化。本案初起为狂，病久渐至气阴两虚而为癫，时而痰火郁结、扰动心神，使卧寐不安、急躁易怒；时而头晕乏力、精神萎靡不振，病机还在痰火旺盛，故治以清心开窍、涤痰解郁。药用胆星、茯苓、礞石、黄芩、大黄涤荡痰热；黄连清泻心火；菖蒲、远志化痰开窍；琥珀、朱砂、生龙骨、生牡蛎等镇心安神；兼用党参健脾益气以绝生痰之源。二诊时心悸烦乱已减，以气阴两虚、心神失养为主，故治以调益气阴、养心安神，用仙鹤草、功劳叶、扁豆、茯苓以健脾益气；沙参、麦冬养阴；珍珠母、朱砂、灯心草、合欢皮镇心安神。由于药证相符，所以康复较快，能够从事正常工作。

十九、头痛、心腹痛、疝气、腰痛、脚气、痿病、痹病脉象

原文

头痛多弦，浮风紧寒，热洪湿细，缓滑厥痰[1]。

气虚弦软，血虚微涩，肾厥[2]弦坚，真痛短涩。

心腹之痛，其类有九，细迟从吉，浮大延久。

疝气弦急，积聚在里，牢急者生，弱急者死。

腰痛之脉，多沉而弦，兼浮者风，兼紧者寒。

弦滑痰饮，濡细肾著[3]，大乃肾[4]虚，沉实闪肭[5]。

脚气有四，迟寒数热，浮滑者风，濡细者湿。

痿病肺虚，脉多微缓，或涩或紧，或细或濡。

风寒湿气，合而为痹，浮涩而紧，三脉乃备。

---

① 厥痰：即痰厥。属厥证之一。因痰盛气闭，而引起的四肢厥冷，甚至昏厥的病证。

② 肾厥：指肾中阴寒之气上逆。

③ 肾著：属古病名。多由肾虚寒湿内著所致。症见腰部冷痛重着，转侧不利，虽静卧也不减，遇阴雨则加重。

④ 臗（guì 桂）：卒然腰痛。此处作"肾"讲。

⑤ 肭（nà 纳）：肥软之意。此处指腰部。

点 评

此部分主要讲了头痛、心腹痛、疝气、腰痛、脚气、痿病、痹病的基本脉象特征，不同证候对应的脉象及预后情况。如弦脉主疼痛，故头痛病多见到弦脉。然而，引起头痛的病因也很繁杂，大致可分为外感头痛和内伤头痛，其脉象特征因引起头痛的具体原因不同而有所区别。如脉来浮者，多属外感伤风头痛；脉来紧者，则为外感伤寒头痛。脉见洪脉，乃火热内盛之头痛。脉若见细者，则属湿邪内阻、清阳不升的头痛等。另外，这里提到的心腹痛的病证有九类，由于医家分类不同，"九种心痛"具体所指不一致，在此仅列举程钟龄《医学心悟》中所载的九种心痛：即气心痛，血心痛，热心痛，寒心痛，饮心痛，食心痛，虚心痛，虫心痛，疰心痛。但总其大要，心腹诸痛，脉见细迟，表明正气虽衰，但尚还有反应能力，故从吉。但若脉见浮大，则表明邪气盛实，正气已衰，这种情况一般病难速愈，病程多长。临床诊脉时应多分析脉症出现的机制，从而分清证候，辨明预后。如脚气病，为寒湿或湿热等侵袭足胫而成。故可根据病机分析：寒湿邪盛则脉来见迟；热湿邪盛则脉来见数；风湿邪盛则脉来浮滑；湿邪盛则脉来软细。又如痿病，因肺胃燥热，精气两伤，故脉来多微弱而迟缓。痹病发病气血亏损在先，风、寒、湿三种病邪壅塞经络在后，故其脉象以浮、涩、紧三种最为常见，其中涩是气血不足的表现，浮紧是风、寒、湿邪痹阻于经脉的反映。

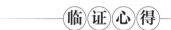

临床上，痹证主要分为五大类型，即风（行）痹、着（湿）痹、痛（寒）痹、热（热）痹、久痹（久痹又分痰瘀痹阻及肝肾两虚型），辨证时，既要辨明邪气偏盛，亦要辨虚实情况。风邪盛则为行痹，疼痛游走不定，以祛风通络为主要治法，可予防风汤等加减；寒邪盛则为痛痹，痛势较甚，痛有定处，遇寒加重，以散寒除湿为主要治法，可予乌头汤等加减；湿邪盛则为着痹，关节酸痛、重着，漫肿，以祛湿通络为主要治法，可予薏苡仁汤等加减；热邪盛则为热痹，关节肿胀，皮肤色红，灼热疼痛，以祛风通络为主要治法，可予白虎加桂枝汤、四妙散等加减。疾病日久，瘀血重者则见关节肿大，固定不移，夜间痛盛，或关节肌肤紫暗、肿胀，按之较硬，肢体顽麻或重着，或关节变型，或舌有瘀斑，以化痰祛瘀为主要治法，可予双合汤等加减。痹证日久，耗伤气血，损及脏腑，肝肾脾胃不足者为虚，以补肝肾、益气血为主要治法，可予防风汤等加减；病程缠绵，日久不愈，常为痰瘀互结，肝肾亏虚之虚实夹杂证，以祛风通络为治法，可予防风汤等加减。可见，各证型之间的鉴别以临床表现为主，而脉象仅属临床表现的一个方面，因此还需要综合临床的主、兼症及脉舌信息才能进行全面分析，从而给出具体诊断与治疗。

医案举例

涂某，女，68岁，江西上饶人。2004年12月1日初诊。右侧肩背部疼痛，活动受限1月余。患者近期因抱小孩、提重物等，出现右侧肩部疼痛，以持续性疼痛为主，渐渐不能上举及梳头，不能后旋及外展，无放射性疼痛，无上肢麻木感，无发热寒战等，X线片检查肩部未见明显异常。刻下右侧肩部疼痛，喙突下压痛明显，按揉时稍舒，肩关节外展活动<45°，后伸<20°，夜寐欠安，纳差，精神差，乏力，有时腰酸，二便可，舌苔薄白，脉弦细。西医诊断：肩周炎。中医诊断：痹病，漏肩风。辨证：寒凝血瘀，痹阻经络。治法：益气活血，祛风散寒。黄芪桂枝五物汤合桃红四物汤加减。处方：黄芪30g，桂枝15g，白芍15g，赤芍15g，防风10g，片姜黄10g，桃仁10g，红花10g，当归12g，川芎12g，熟地黄15g，鸡血藤30g，伸筋藤15g，葛根15g。7剂，每日1剂，水煎服。配合中药热敷法：以上方药渣放入砂锅中武火炒，待药渣将干时洒入适量陈醋及白酒，即刻用纱布松松地包起来，趁热敷在患肩处，并用布盖严，以免热气消散，注意避免皮肤烫伤，每天热敷3次，每次20分钟。配合肩背部拔罐疗法：行肩关节局部走罐及留罐，每周1次。嘱患者功能锻炼：①手握一小球，以肩关节为圆心做划圈动作，先顺时针后逆时针，持续约3分钟。②患侧肩部做外展、摸背及蝎子爬墙等动作。

2004年12月8日二诊：患者诉疼痛较前减轻，肩关节仍活动受限，纳可，二便可，舌苔薄白，脉弦细。守原方继服14剂，配合中药外敷、拔罐及功能锻炼疗法。

2004 年 12 月 22 日三诊：患者诉疼痛大为减轻，关节活动范围增大，继用原方原法。患者此后陆续在门诊复诊及接受按摩、拔罐等治疗有半年左右，疾病痊愈。

按语：肩周炎俗称"五十肩"，好发于 60 岁左右患者，中医名为"凝肩""漏肩风"。临床表现以肩关节疼痛、活动障碍为主。西医学认为肩周炎是肩峰下滑囊、冈上肌、肱二头肌长头肌腱及其腱鞘、肩肱关节滑囊等不同部位、不同程度炎症的总称。其病变机制是肩部的肌肉肌腱长期反复受到外力牵拉及慢性劳损，致肩关节周围滑囊和软组织出现无菌性炎症，使肩关节囊内分泌滑膜液减少，造成肩关节囊内及周围组织纤维变性。中医学亦认为人年老体衰，气血内耗，风寒侵袭，阻滞经络，周而复始，日久气滞血瘀而致虚实夹杂证。本例患者证属寒凝血瘀型，给予黄芪桂枝五物汤合桃红四物汤加减，重在益气和营、活血化瘀、祛风散寒，配合拔罐、中药外敷、功能锻炼、按摩等治疗方法，疗效确切，可在临床上经常运用。

二十、五疸、胀满、积聚脉象

原文

五疸 [①] 实热，脉必洪数，涩微属虚，切忌发渴。

脉得诸沉，责其有水，浮气与风，沉石或里。

沉数为阳，沉迟为阴，浮大出厄 [②]，虚小可惊。

胀满脉弦，土制于木，湿热数洪，阴寒迟弱。

浮为虚满，紧则中实，浮大可治，虚小危极。

五脏为积，六腑为聚，实强者生，沉细者死。

中恶 [③] 腹胀，紧细者生，脉若浮大，邪气已深。

---

① 五疸：即黄疸、谷疸、酒疸、女劳疸、黑疸。后世称为五疸。疸，病名，指全身发黄的病，俗称"黄疸"。

② 厄（è 恶）：困苦灾难；危险境地。

③ 中恶：古病名，又称客忤、悴忤。原本指中邪恶鬼祟致病。该处是指感受秽毒或不正之气，突然厥逆，不省人事。

▣ 点 评

本部分内容介绍了五疸、胀满、积聚脉象表现与预后情况。在论述五疸时提到，该病可由实热、水湿、气郁、风邪或正虚所致，其脉象各异，如实热者脉来洪数，虚者涩微，水湿者脉沉，风邪或气郁者脉浮等。并依据脉象对本病的预后进行判断，若脉浮大则提示疾病好转，若脉虚小则提示疾病变重。胀满病，多因肝气郁滞，影响脾胃功能，不能运化水谷精微，以致湿浊邪气聚集而成，基本病机为"肝强脾弱"，故本病多见弦脉。其主要病理因素有湿热、阴寒、正虚等不同，其脉象表现亦不相同，湿热者脉象洪数，阴寒者脉象迟弱，脉象浮者为虚等。也提到本病的预后情况，脉象浮大者可治，脉象虚小者难治。积聚是腹内结块，或痛或胀的一种病证。其中，积属有形，固定不移，痛有定处，病属血分，乃为脏病；聚属无形，包块聚散无常，痛无定处，病属气分，乃为腑病。其基本病机为气机阻滞、瘀血内结，其脉来实强说明正气尚未衰败，病变较轻，若脉来沉细则说明正气已衰，病情危重，还进一步提到中恶腹胀及其预后情况，脉来紧细则病情向好，脉来浮大则病情严重。

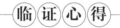

临证心得

黄疸是以目黄、身黄、小便黄为主症的一种病证，其中目睛黄染为本病的最重要特征。本病证类似于西医学中肝细胞性黄疸、阻塞性黄疸和溶血性黄疸等。中医认为其病因主要有外感和内伤两个方面，外感多属湿热疫毒所致，内伤常与饮食、劳倦、病后有关。病机关键是湿，由于湿邪困遏脾胃，壅塞肝胆，疏泄失常，胆汁泛溢，发为黄疸。临床上应注意阴黄和阳黄的鉴别，临证可根据黄疸的色泽，结合病史、症状，区别阳黄与阴黄。其中阳黄病机以湿热疫毒为主，黄色鲜明如橘色，发病急，病程短，常伴身热、口干苦、舌苔黄腻、脉弦数。阴黄病机以脾虚血亏、寒湿瘀滞为主，黄色晦暗如烟熏，病程长、病势缓，常伴纳少、乏力、舌淡、脉沉迟或细缓。前者以清热利湿、通利腑气为主，常用方剂有茵陈蒿汤、茵陈五苓散、大柴胡汤等；后者以健脾养血、利湿退黄为主，常用方剂有茵陈术附汤、黄芪建中汤等，具体还应根据实际临床证候特点加减运用。另外，还应注意黄疸消退后的调理，以免湿邪未清，正气未复，导致黄疸复发或转化其他病证。

医案举例

李某，男，44 岁。1977 年 8 月 26 日初诊：1975 年曾患急性黄疸型肝炎，经治疗后好转，但常有反复，近一个月来黄疸逐渐加深，黄色鲜明如橘子色。小便短黄，大便干结，纳食尚可，肝区胃脘胀满疼痛，下肢轻度浮肿，按腹平坦柔软，未叩及移动性浊音，肝肋下 1.5cm，脾肋下 1cm，质中。颜面及颈部有散在蜘蛛痣。舌质红，苔黄腻，脉象弦数。查肝功能：黄疸指数 50 单位，凡登白试验直接胆红素（++），间接胆红素（+），麝香草酚浊度 15μ，絮状试验（±），转氨酶 106 单位（正常值为 40 单位以下）。西医诊断：黄疸型传染性肝炎，早期肝硬化。辨证：湿热蕴结，土壅木郁，胆液外泄，溢于肌肤而发黄。立法：清热利湿退黄。方药：茵陈 30g，栀子 10g，大黄 5g，龙胆草 10g，郁金 10g，车前子 10g（包），黄柏 10g，黄芩 10g，滑石 12g（12 剂）。

9 月 10 日二诊：药后大便通畅，小便黄赤如茶，量增多，肝区痛及脘满减轻，黄疸渐退，精神渐振，舌黯红，苔黄腻，原方加柴胡、赤茯苓。柴胡 10g，茵陈 30g，栀子 10g，大黄 5g，龙胆草 10g，郁金 10g，车前子 10g（包），赤茯苓 12g，黄柏 10g，黄芩 10g，滑石 12g（6 剂）。

9 月 16 日三诊：药后黄疸消退，肝区按之仍有胀痛，胸闷，纳差，大便畅，蜘蛛痣（+），舌质暗红，苔黄腻化薄，脉弦细，前方加活血化瘀药再进。柴胡 10g，茵陈 30g，栀子 10g，大黄 10g，丹参 30g，赤芍 12g，郁金 12g，车前子 30g（包），香附 10g，黄柏 10g，苍术 10g（10 剂）。

9 月 26 日四诊：诸症减轻。后以上方出入续服 30 余剂，诸症消失，复查肝功能及蛋白电泳均恢复正常，临床治愈。

按语："湿热交蒸，民当病疸"，湿热蕴蒸不解，胆汁外溢于肌肤故现黄疸。本案患者即属湿热为病的黄疸证，故以茵陈蒿汤以清热利湿通腑退黄；因热毒瘀阻较重故加龙胆草、黄柏、黄芩苦寒之品以清泄肝胆之热而助退黄之效；加滑石、车前子利湿清热，使湿有去路；郁金能解肝胆之郁结，并有消疸化瘀之力。故药后黄疸渐退，精神渐振。从病因而论，黄疸退后，湿热之邪已从外解，但肝胆郁阻未能立即恢复，故三诊时，在清热解毒渗湿药中，佐以活血化瘀之丹参、赤芍，理气之香附，燥湿之苍术，而病告愈。

二十一、痈疽脉象

原文

痈①疽②浮散，恶寒发热，若有痛处，痈疽所发。

脉数发热，而痛者阳，不数不热，不疼阴疮。

未溃痈疽，不怕洪大，已溃痈疽，洪大可怕。

肺痈③已成，寸数而实，肺痿④之形，数而无力。

肺痈色白，脉宜短涩，不宜浮大，唾糊呕血。

肠痈⑤实热，滑数可知，数而不热，关脉芤虚。

微涩而紧，未脓当下，紧数脓成，切不可下。

点评

本部分着重论述了痈疽、肺痈、肺痿、肠痈的常见脉症以及有脓无脓、脓溃后的顺证与逆证的脉症表现。如痈和疽两者虽然在表现、病因

---

① 痈：病名，属外科疮疡一类病变的范畴。症见红肿高起，根盘紧束，灼热疼痛。多因湿热火毒内蕴，气血痰滞，热盛肉腐而成。

② 疽：病名，属外科疮疡一类病变的范畴。症见漫肿无头，肤色不变，不热少痛。多由气血虚而寒痰凝滞，或五脏风毒积热，攻注于肌肉，内陷筋骨所致。

③ 肺痈：病名。指肺部发生痈疡而咳吐脓血的病证。临床表现有发热寒战，咳嗽胸痛，气急，吐出腥臭脓性黏痰，甚则咳吐脓血。

④ 肺痿：病名。指肺叶枯萎，而以咳吐浊唾涎沫为主症的慢性虚弱疾患。临床表现有咳嗽，吐黏稠延沫，咳声不扬，动则气喘，口干咽燥，形体消瘦，或见潮热，甚则皮毛干枯，舌干红，脉虚数等症。

⑤ 肠痈：病名。属内痈范畴，表现为转移性右下腹痛。常见饮食不节，湿热内阻，致败血浊气壅遏于阑门而引起的肠道痈肿。

病机上有所区别，但它们在发病之初，均可见恶寒发热、脉浮与外感表证很相近似，但痈疽之脉是浮且散的，痛处即是痈疽所发的部位。还提到了阳疮和阴疮的脉症鉴别，若痈疽发出后，脉数身热，局部焮痛，为邪盛正实的阳疮。若脉不数，也无发热，疼痛也不明显的则为阴疮。关于预后情况，若痈疽还未溃脓时，邪毒壅遏，正气方盛，正邪相搏，脉应该呈现洪大，这是脉症相应的表现，故情况尚好。但若脓成已溃，脉仍然出现洪大，这表明邪毒尚炽，正气已衰，这时应准确及时地施以治法，否则病情将会不断加重。肺痈成痈化脓的基本病理特征是热壅血瘀，因寸部候肺，故其脉象特点为寸部数而实，这与肺痿脉数而无力不一样，因其发病机理为肺脏虚损、津气严重损伤，以致肺叶枯萎，故脉来虽数，却是无力的。而肺痈恢复期阴伤气耗，症见面色㿠白，其脉应短而涩，此为脉症相应为顺，若浮大，则会出现病情加重，如咳唾脓稠痰，或呕吐脓血。肠痈多为湿热或瘀血郁积肠内而成，故脉来滑数，这属实证。如果不是实热，虽见数脉，也往往是数而无力，这是痈疡溃脓、血液耗散的缘故，甚至会出现关部芤脉。肠痈未成脓时，脉微涩而紧，此时当用泻实之法，泻其邪气。若脉来紧数，是脓已成的信号，此时当用托里透脓，不可用攻下之法以防变生他病。

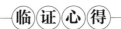

临证心得

　　肺痈是以咳嗽、胸痛、发热、咯吐腥臭浊痰，甚则脓血相兼为主要临床表现的病证，属内痈之一，可见于西医学中多种原因引起的肺组织化脓症，如肺脓肿、化脓性肺炎、支气管扩张、肺结核空洞等伴化脓感染的疾病。肺痈的病机演变过程，根据病情的发展而表现为初期、成痈期、溃脓期、恢复期四个阶段。初期风热（寒）侵袭卫表，内郁于肺，肺卫同病，邪热壅肺，肺失清肃，其临床除疾病特有症状外，还有风热表证的表现，其脉多浮数，治宜疏风散热、清热化痰，方以银翘散加减。成痈期则邪热蕴肺，炼液成痰，热壅血瘀，蕴酿成痈，治宜清热解毒、化瘀消痈，方以千金苇茎合如金解毒散加减。溃脓期则痰热瘀阻，壅塞肺络，血败肉腐，肺损络伤，脓疡溃破，该期是病情顺逆的转折点，治宜排脓解毒，方以加味桔梗汤加减，上述成痈期与溃脓期的脉象特点多以滑数为主。溃泄之后，邪毒渐尽，病情趋向好转，进入恢复期，此时因肺体损伤，可见邪去正虚，阴伤气耗的病机过程，其脉象特点一般细涩或无力，此时应注重清养补肺，治以沙参麦冬汤或桔梗杏仁煎加减。

医案举例

李某，男，34岁。初诊日期：2004年8月17日。现病史：患糖尿病已2年，一直口服降糖药物维持，近1年空腹血糖多持续在8.5mmol/L左右。素体肥胖，嗜食肥甘厚味，饮酒无度，2周前背部忽发一痈肿，现局部皮肤红肿，焮痛不已，口干苦而黏，多饮不解，时而发热，小便黄赤，大便秘结，舌红苔黄，脉数。处方：金银花30g，紫花地丁15g，蒲公英15g，野菊花20g，白花蛇舌草20g，知母15g，天花粉15g，栀子15g，大黄7g，甘草15g，7剂，水煎服。

二诊：（8月24日）服药1周后，痈肿明显缩小，口渴略有减轻，二便正常，脉象略数。上方减栀子、大黄，加入生地15g。并嘱其按时足量坚持服用西药降糖药，需清淡饮食，忌酒。7日后告之，痈肿已消，口渴已解。

按语：痈疽是消渴病严重的并发症之一，往往是死亡的主要原因，唐代孙思邈在《备急千金要方》中指出："消渴之人，必于大骨节间发痈疽而卒，所以戒之在大痈也。"本例血糖一直控制不良，加之生活习惯、情志等因素而发病，证由燥热内盛，蕴为热毒所致，故治之首当清热泻火解毒，但需兼顾养阴润燥，方用五味消毒饮。方中金银花清热解毒，为消散痈肿之要药；紫花地丁、蒲公英、野菊花、白花蛇舌草、生甘草均可清热解毒；知母、天花粉既可生津止渴，又可助消痈散结；栀子、大黄通利二便。

二十二、妇儿脉象

原文

妇人之脉，以血为本，血旺易胎[①]，气旺难孕。

少阴[②]动甚，谓之有子，尺脉滑利，妊娠可喜。

滑疾不散[③]，胎必三月，但疾不散，五月可别。

左疾为男，右疾为女，女腹如箕[④]，男腹如斧[⑤]。

欲产之脉，其至离经[⑥]，水[⑦]下乃产，未下勿惊。

新产之脉，缓滑为吉，实大弦牢，有证则逆。

小儿之脉，七至为平，更察色证，与虎口纹。

点 评

本段讲述了妇人脉象的生理特点，以及妊娠脉、临产脉和产后脉的预后情况。女子的生理活动以血为本，只有气血充盛，才容易摄精受孕。若阳气过旺而血不足者，则难以养精受孕。为是否怀孕、怀孕时间、胎儿性别及产后恢复情况均可从脉象探知，如怀孕者多少阴之脉搏动数急，往来流利，或尺脉滑利。滑数而兼散象，受孕已达三月；只有疾象而不散，则怀胎已五月有余。关于孕脉的记载最早见于《黄帝内经》，《素问·阴阳别论》载："阴搏阳别，谓之有子。"后世医家多认为以寸居关上为阳，尺居关下为阴，故此处的"阴"指尺脉，"阳"为寸脉，阴搏阳别，是指尺脉

---

① 易胎：指容易受孕。

② 少阴：为十二经脉名，即手少阴心经。《素问·平人气象论篇》："妇人手少阴脉动甚者，妊子也。"

③ 滑疾不散："不"应作"而"，据《脉经》："脉滑疾，重以手按之散者，胎已三月也。"

④ 箕：簸箕，文中形容孕妇腹部形状圆而宽平，形似簸箕。

⑤ 斧："斧"作"釜"，指古代的锅。文中形容孕妇腹部形状圆而凸，形似锅底。

⑥ 离经：指孕妇临产期脉象出现不同于以往平时的脉象。"离"即离开，引申为区别、不同。

⑦ 水：指养胎之水，即羊水。

搏动滑利突出之势，跟寸脉相比有明显不同，此为怀孕的征兆。女子具有经、孕、产、育的特殊生理活动，其以肝为先天，以血为本，故在分析其生理、病理状态时，应重视阴血的重要性。气血充足则易受孕，而阳气过盛会进一步耗伤阴血，故难受孕。此外，在诊察妇人孕脉时，尤应注重"四诊合参"，不可以脉诊独断，因为即使相同的脉象在不同的个体或病证亦会有完全不同的诊断结果，正如《濒湖脉学》序中所言："世之医病两家，咸以脉为首务。不知脉乃四诊之末，谓之巧者尔，上士欲会其全。非备四诊不可。"

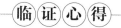

临证心得

由于现代验孕手段高效可靠，故诊孕脉已无优势可言，但针对个体差异与具体临证情况，还应进一步发挥脉诊在辨胎元固与不固，辨气血与脏腑病机等方面的优势。对于胎元不固，出现小腹坠胀、阴道少量下血、腹痛等症状时，应进一步结合四诊，辨脏腑病位及气血、寒热、虚实等病性情况，肾虚证者，多有腰酸、夜尿多、头晕耳鸣、舌淡苔白、脉沉细滑、尺脉弱等，应补肾益气安胎，予以寿胎丸加减。血热者，口苦咽干、舌红苔黄、脉滑数，应清热凉血、养血安胎，予以保阴煎加减。气血亏虚者，多兼见小腹空坠而痛、面色㿠白、心悸气短、舌淡、脉细弱略滑，应补气养血、固肾安胎，予以胎元饮加减。血瘀者，多有舌黯红或有瘀斑，脉弦滑或涩，应活血化瘀、补肾安胎，予桂枝茯苓丸合寿胎丸。

医案举例

王某某，女，34 岁，已婚。初诊：曾三次自然流产，前两次均在孕50 天左右，第三次曾用中、西药物保胎至 5 个月，又复流产。现孕 43 天，自诉微觉腰酸乏力、纳少、口干、便秘。晨起阴中有少量出血，揩之可见。心中惕惕然恐，一直卧床，来诊时由家属扶掖而行。按脉滑细略数，舌淡红，苔薄黄。断为肝肾两亏、脾气虚弱，治拟补肾益脾、以固胎元。处方：桑寄生 15 克，杜仲炭 15 克，阿胶珠 15 克，菟丝子 30 克，怀山药15 克，炒白术 9 克，太子参 15 克，苎麻根 15 克，子黄芩 6 克，陈香橼 6克，炙甘草 3 克。3 剂，水煎服。并善言宽慰，以释其怀。

二诊：上药服讫，子宫未再出血，感觉平和，遂自行依原方续服4剂。药后精神、体力有加，食思已振，带下绵绵，阴中迄未流红。唯夜寐不实，便干、气短，脉仍细滑，左尺细弱，苔黄薄腻。守法继进，前方加减。处方：桑寄生15克，炒杜仲、川续断各9克，菟丝子15克，怀山药9克，太子参15克，炒白术9克，炒枣仁9克，夜交藤15克，远志肉6克，条黄芩9克，广木香6克。3剂，水煎服。

三诊：患者守原方自行服药20余剂后，腰酸腹坠如失，食眠均可，体力续增，能短途漫步。要求服丸剂，以资巩固。为处丸方如下：桑寄生、炒杜仲、川续断、阿胶珠各30克，菟丝子60克，怀山药、炒白术、太子参各30克，秦当归、杭白芍各20克，陈香橼、子黄芩各15克，上药共为细末，蜜丸6克重，早、晚各1丸。后该女在家属陪伴下，怀抱女婴来表谢忱。

按语：此例已流产3次，岁届五七，脾肾两虚，逅孕40余天，已有堕胎之征。加之恐惧不已，固胎益难。治用补肾健脾、止血安胎之法，方用寿胎丸、千金保孕丸合方化裁。初诊时因有子宫少量出血，故于寿胎丸方中去走而不守之川断，加杜仲炭、苎麻根之固胎止血；阿胶虽能养血止血，但恐碍胃妨食，遂以阿胶珠代之。汤剂后继之以丸剂巩固，遂竟厥功。

二十三、奇经八脉脉象

原文

奇经八脉[①]，其诊又别，直上直下[②]，浮则为督。
牢则为冲，紧则任脉，寸左右弹，阳跷可决。
尺左右弹，阴跷可别，关左右弹，带脉当诀。

---

① 奇经八脉：异于十二经的另一类经脉，称之为奇经。这样的经脉有八条，故称八脉。即督脉、任脉、冲脉、带脉、阴跷脉、阳跷脉、阳维脉、阴维脉八者。奇者，异也。

② 直上直下：指寸关尺三部脉体端直，有弦实之感。

尺外斜上①，至寸阴维，尺内斜上，至寸阳维。

督脉为病，脊强②癫痫，任脉为病，七疝③瘕坚④。

冲脉为病，逆气里急，带主带下，脐痛精失。

阳维寒热，目眩僵仆⑤，阴维心痛，胸胁刺筑⑥。

阳跷为病，阳缓阴急，阴跷为病，阴缓阳急。

癫痫瘛疭⑦，寒热恍惚，八脉脉证，各有所属。

点　评

　　本部分主要介绍奇经八脉的脉象特征与主病情况。奇经八脉是任脉、督脉、冲脉、带脉、阴跷脉、阳跷脉、阴维脉、阳维脉的总称。它们与十二正经不同，既不直属脏腑，又无表里配合关系，其循行别道奇行，故称奇经。故对奇经八脉病证的诊断，就不能像诊十二经脉病证一样，从寸口脉来诊察，其发生的病理改变也不同于十二经脉病证。因此，在诊断方法上必然与诊察十二经脉病证的方法有所不同。一般来说，脉浮为督脉病变；牢为冲脉病变；紧为任脉病变；寸部脉左右弹手为阳跷病变；尺部脉左右弹手为阴阳跷脉；关部脉左右弹手为带脉病变；阴维脉病变，则脉从尺部外侧（大指侧）斜向上至寸部；阳维脉病变，则脉从尺部脉内侧（小指侧）斜向上至寸部。另外，奇经八脉的主治病证与其具体的循行部位密切相关。如督脉起于胞中，下出会阴，沿脊柱上行，至项后入颅内络脑。总督人一身之阳。当督脉出现病变，可见颈项脊背强直，或癫病或痫病。任脉也起于胞中，从会阴向前再向上，上沿腹部、胸部正中线，经咽喉，口唇以至目眶下。总任人一身之阴。当任脉出现病变，会在其循行部位出现问题，如疝气、腹部肿块等。以此类推，冲脉病变，则气逆上冲，心腹急痛；带脉为病主女子带下、男子遗精；阳维病变，主恶寒发热、眩晕昏

---

① 尺外斜上：从尺部外侧（大拇指）斜上至寸部。

② 脊强：腰脊强直。

③ 七疝：疝的七种类型的总称。《儒门事亲》载七疝为：寒、水、筋、血、气、狐、癫，七疝。

④ 瘕坚：指腹腔内的积块。

⑤ 僵仆：突然昏倒，不省人事，身体僵直。

⑥ 胸胁刺筑：指胸胁刺痛，心中悸动不安。筑，跳动、悸动不安。

⑦ 瘛疭（chì zòng 赤纵）：指肢体抽搐的病证。瘛，筋脉拘急而收缩；疭，筋脉缓纵而伸开。

厥；阴维病变，主心胸两胁刺痛；阴阳跷脉病变见经脉拘挛或经脉迟缓。

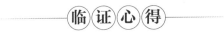

奇经八脉是十二经脉之外的重要经脉，在经络系统中发挥着统率、联系、调节等作用。由于各经脉循行分布的特点不同，而表现出各自不同的基本机能，同时在经脉出现病理变化时，亦会表现出与其相关的临床征象。本部分原文的第一段，主要论述了奇经八脉各自的病理脉象；第二段主要论述了奇经八脉各自的主病。由此可以看出，由于疾病所在的奇经八脉的具体经脉不同，其表现在脉象上、疾病的种类上均有区别。基于此，临床便可根据其不同的脉象来测知不同经脉的病变，也可根据不同经脉的主病判断疾病所在的具体经脉。然而，从实际的临床运用情况来看，从脉象来测知不同经脉的病变在内科临床及针灸临床均甚少用及，故其临床具体指导价值还有待进一步探究。但根据不同经脉的主病判断疾病所在的具体经脉至今在临床上仍广泛应用。尤其在针灸诊疗方面，不仅可用这种方法诊断疾病，而且也根据不同的具体病证，循取相应经脉的腧穴，通过针刺传导感应，整体调节，达到治疗疾病的目的，如女子经闭，临床上常取任脉的穴位如气海、关元等治疗。

医案举例

某。女科病，多倍于男子，而胎产调经为主要，淋带瘕泄，奇脉虚空，腰背脊膂牵掣似坠，而热气反升于上，从左而起，女人以肝为先天也，医人不晓八脉之理，但指其虚，刚如桂附，柔如地味，皆非奇经治法，先以震灵丹固之，每服一钱五分。

按语：淋带瘕泄，诸液耗；必阴伤，此参附姜桂，劫阴不效，而胶地阴柔，亦不能效，盖脉隧气散不摄，阴药沉降，徒扰其滑耳，必引之收之固之，震灵丹意，通则达下，涩则固下，惟其不受偏寒偏热，是法效灵矣，后方常用。人参一钱，鹿角霜一钱半，沙苑一钱半，桑螵蛸三钱，炒杞子一钱半，茯神三钱，甘草五分。丸方：人参二两，隔纸烘，研，鹿茸二两，切，烘，研，生菟丝子二两，研，淡补骨脂一两半，炒，生紫石英一两二钱，生余粮石一两二钱，茯苓一两半，炒黑小茴五钱，炒黑远志五钱，晚服妙香散三钱。

二十四、真脏绝脉

原文

平人无脉，移于外络，兄位弟乘，阳溪①列缺②。

病脉既明，吉凶当别，经脉之外，又有真脉③。

肝绝之脉，循④刀责责⑤，心绝之脉，转豆⑥躁疾。

脾则雀啄⑦，如屋之漏⑧，如水之流，如杯之覆。

肺绝如毛，无根萧索⑨，麻子动摇，浮波之合⑩。

肾脉将绝，至如省客⑪，来如弹石⑫，去如解索⑬。

命脉将绝，虾游⑭鱼翔⑮，至如涌泉⑯，绝在膀胱。

---

① 阳溪：穴位名称。属手阳明大肠经。位于腕区，腕背侧远端横纹桡侧，桡骨茎突远端，解剖学"鼻烟窝"凹陷中。

② 列缺：穴位名称。属手太阴肺经络穴。位于桡骨茎突上方。或以两手虎口交叉（一手食指押在另一手的桡骨茎突上）当食指尖处即列缺穴。

③ 真脉：即真脏脉。是五脏功能衰竭，真脏之气外显，失去胃、神、根特点的脉象。由于其主要见于病邪深重、病情危笃的情况下，所以又名"死脉""绝脉""败脉""怪脉"等。

④ 循：依照、顺着。此处用作"按""摸"讲。

⑤ 责责：锐利劲急的样子。

⑥ 转豆：正在转动的豆粒。

⑦ 雀啄：即鸟啄食。形容脾的真脏脉，脉象在筋肉间，连连数急，节律不调，如雀啄食之状。

⑧ 屋之漏：破屋漏水。形容脉来良久一至。

⑨ 萧索：即萧条、冷落。此处指脉沉候无动静。

⑩ 浮波之合：水面上的微波，前后相互叠和，两波界线不能分清。此处形容脉来应指模糊不清。

⑪ 省客：指脉闭塞似无，忽又应指而来。

⑫ 弹石：形容脉来应指坚硬不柔，如指弹石。

⑬ 解索：形容脉来时慢时快，散乱无序，就像解开的绳索，解散而纷乱无序。

⑭ 虾游：形容脉来时而浮浅在上，或静中一动，如虾游水中样。

⑮ 鱼翔：形容脉来频率极快，浮泛无根，似有似无，节律严重不齐，寸口不显，仅见于尺部如鱼游水中，头定尾摇。

⑯ 涌泉：形容脉来极快如泉水上涌，有出无回，滚滚而来。

真脉既形，胃已无气，参察色证，断之以臆。

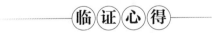 **点 评**

　　本部分讲述了正常人脉象和真脏脉的脉象及其临证诊断意义。一般情况下正常人的寸口脉，都出现在手腕后桡动脉所在部位。但也会由于桡动脉的脉位变异形成异位脉，脉动的地方移到了手腕桡侧的列缺穴部位（斜飞脉）或手腕背侧的阳溪穴的部位（反关脉）。书中将这种情况与同兄弟关系，即弟弟占据了哥哥的地位（先天脉位变异）来做比喻，但两者均不属病脉。文中第二段开始，主要论述了真脏之气外泄所出现的真脏脉。总计有偃刀脉（循刀）、转豆脉、雀啄脉、屋漏脉、水流脉、覆杯脉、萧索脉、麻促脉（麻子）、浮波脉、省客脉、弹石脉、解索脉、虾游脉、鱼翔脉、涌泉脉共15种。关于真脏脉亦有在其他古籍中记载，如元·危亦林《世医得效方》载：一曰釜沸、二曰鱼翔、三曰弹石、四曰解索、五曰屋漏、六曰虾游、七曰雀啄、八曰偃刀、九曰转豆、十曰麻促，共10种。另外，《素问·大奇论》也记载了真脏脉，该书列举了14种。但具体数目和描述方面，各版本中记载各不一致，但无论哪一种描述，他们都力争能使"心中易了，指下难明，只可意会，不可言传"的深奥脉学理论具体化、形象化、直观化，以便传世后人，成为学习掌握脉学的圭臬。然而，由于脉象的变化极为微妙，有时的确很难准确描述，尤其是怪脉，其脉象特征就更难捉摸，所以在对脉象的准确描述上就更增加了难度，加之个人的指下感觉差异，因而就形成了对怪脉的体象描述、主病认识以及数目多少等方面的差异。正因如此，对怪脉的理解决不能仅仅拘泥于古人的描述，更应把疾病表现的各种征象与脉象变化结合起来，全面分析。

临证心得

　　真脏脉一般提示脏腑之气衰竭，胃气败绝的危重症候，在诊断的同时也应跟中医望诊、问诊、闻诊等相结合，以综合分析病情。有的医家认为真脏脉见，病情危殆，不可救治。但从临床实践来看，有少数心脏功能紊乱者，也可暂时出现所谓的"真脏脉"，并不预示病情危重。西医学认为，疾病的危重阶段，可见"真脏脉"。而真脏脉大多见于器质性心脏病导致的心律紊乱。此外，无器质性病变而心脏功能性失调者，有时亦可出现"真脏脉"，当与胃气衰败、病情危重的"真脏脉"有别。真脏脉的基本特征是节律不齐、无胃气、无神、无根之脉，所以从总体上来说，凡久病或重病之人出现真脏脉，还是提示病情危重，预后较差，甚或生命垂危，应积极救治。另外，临床中也要注意结合现代对怪脉研究取得的新成果，对怪脉体象以及其形成的本质真正搞清，使怪脉真正能够成为对危重病人诊断的重要手段之一，发挥中医脉诊在对重危病人诊断中的优势。

医案举例

　　亲家，工部王汉梁，郁怒成痞，形坚而痛甚，攻下太多，遂泄泻不止，一昼夜计下二百余次。一月之间，肌体骨立，神气昏乱，舌不能言，已治终事，待毙而已。余诊之曰：在证虽无活理，在脉犹有生机，以真脏脉不见也。举家喜曰：诸医皆曰必死，何法之治而可再起耶？余曰：大虚之候，法当大温大补，一面用枯矾、龙骨、粟壳、樗根之类以固其肠；一面用人参二两、熟附五钱，以救其气。三日之间，服参半斤，进附二两，泻遂减半，舌转能言，更以补中益气加生附子、干姜，并五贴为一剂，一日饮尽。如是者一百日，精旺食进，泻减十九，然每日夜犹下四五行，两足痿废，用仙茅、巴戟、丁、附等为丸，参附汤并进。计一百四十日，而步履如常，痞泻悉愈。向使委信不专；有一人参以他说，有片语畏多参、附，安得有再生之日哉？详书之，以为信医不专者之药石！

参考文献

［1］ 张璐著. 孙玉信，王晓田校. 张氏医通［M］. 上海：上海第二军医大学出版社，2006.

［2］ 徐经世. 国医大师徐经世医论医案撷菁［M］. 北京：人民卫生出版社，2020.

［3］ 吴鞠通. 吴鞠通医案［M］. 北京：中国中医药出版社，2012.

［4］ 朱进忠，朱彦欣著. 胡娜整理. 朱进忠老中医医案医话［M］. 太原：山西科学技术出版社，2016.

［5］ 吴楚著. 李鸿涛，张明锐，贺长平校注. 吴氏医验录全集［M］. 北京：中国中医药出版社，2011.

［6］ 高尔鑫著. 董昌武，郑晓华整理. 高尔鑫临证疑难医案精粹［M］. 合肥：安徽科学技术出版社，2022.

［7］ 孙一奎著. 杨洁校注. 孙文垣医案［M］. 北京：中国医药科技出版社，2019.

［8］ 徐经世. 徐经世内科临证精华［M］. 合肥：安徽科学技术出版社，2011.

［9］ 张畹香.《张畹香医案》［M］. 上海：上海大东书局，1936.

［10］ 李灿东. 旗山医话——李灿东临证医话选［M］. 北京：中国中医药出版社，2017.

［11］ 程杏轩著. 储全根，李董男校注. 杏轩医案［M］. 北京：中国中医药出版社，2009.

［12］ 张毓华. 名中医张国屏先生医案［M］. 青岛：中国海洋大学出版社，2019.

［13］ 李延著. 汪剑校注. 脉诀汇辨校释［M］. 北京：中国中医药出版社，2012.

［14］ 鲍艳举，花宝金. 独立全解《经方实验录》医案［M］. 北京：中国中医药出版社，2019.

［15］ 李中梓. 医宗必读［M］. 太原：山西科学技术出版社，2013.

［16］杨建宇，姜丽娟，江顺奎．中医泰斗失眠医案妙方［M］．郑州：中原农民出版社，2018．

［17］江瓘著．苏礼整理．名医类案［M］．北京：人民卫生出版社，2018．

［18］张存悌，徐放，黄靖淳．中医火神派医案新选［M］．沈阳：辽宁科学技术出版社，2010．

［19］李云海，张志峰．薛己经典医案赏析［M］．北京：中国医药科技出版社，2019．

［20］连建伟．连建伟手书医案［M］．北京：中国中医药出版社，2017．

［21］李家庚．徐灵胎经典医案赏析［M］．北京：中国医药科技出版社，2019．

［22］刘林．薛雪经典医案赏析［M］．北京：中国医药科技出版社，2019．

［23］吴鞠通．临证指南医案［M］．北京：人民卫生出版社，2006．

［24］袁焯著．云歌校注．丛桂草堂医草［M］．北京：学苑出版社，2014．

［25］刘越．张锡纯医案［M］．北京：学苑出版社，2003．

［26］叶勇．张锡纯经典医案赏析［M］．北京：中国医药科技出版社，2015．

［27］张锡纯．医学衷中参西录［M］．太原：山西科学技术出版社，2010．

［28］王艳丽．重订补注南雅堂医案［M］．北京：人民军医社，2009．

［29］俞震．古今医案按［M］．北京：中国中医药出版社，1999．

［30］张竞之，柯宗贵．全国名中医医案集粹·糖尿病［M］．广州：中山大学出版社，2019．

［31］吴谦著．郑金生整理．医宗金鉴［M］．北京：人民卫生出版社，2006．

［32］贾大明．中国历代名医验方析要［M］．太原：山西科学技术出版社，1994．

［33］吴瑭著．宋咏梅，臧守虎校注．温病条辨［M］．北京：中国中医药出版社，2006．

［34］黎杏群．神经科病名家医案·妙方解析［M］．北京：人民军医出版社，2007．

［35］张存悌，辛喜艳．火神派示范案例点评［M］．北京：中国中医药出版社，2020．

［36］孙一奎撰．许霞，张玉才校注．孙文垣医案［M］．北京：中国中医药出版社，2009．

［37］张存悌，张泽梁，王天罡．中医火神派温阳十法［M］．沈阳：辽宁科学技术出版社，2020．

［38］程国彭著．田代华整理．医学心悟［M］．北京：人民卫生出版社，2006．

［39］于春光，贾维钢．论《伤寒论》之促脉［J］．黑龙江中医药，2000（2）：8-9．

［40］丁凤敏，邹小娟，陈家旭．结脉、代脉、促脉辨析［J］．中华中医药杂志，2018，33（11）：4848-4851．

［41］月辰．间歇脉刍议［J］．山东中医学院学报，1988，12（3）：16-17．

［42］薛蓓云，李小荣，黄煌．黄煌经方内科医案（十一）——腹水医案2则［J］．上海中医药杂志，2012，46（11）：18-20．

［43］陈艳华，李非洲，王平，等．基于培元固本法治疗血证的经验撷萃［J］．中华中医药杂志，2022，37（2）：806-808．

［44］张昕．《伤寒论》脉法在肾系疾病中的应用研究［D］．江西中医药大学，2022．

［45］关一行．证脉不可偏废［N］．中国中医药报，2010-06-18（004）．

［46］喻昌．寓意草［M］．北京：中国中医药出版社，2008．

［47］韩晓清，白仲艳，杨阳，等．国医大师李士懋教授平脉辨证治疗三阳喘证经验［J］．中华中医药杂志，2018，33（11）：4971-4974．

［48］韩学杰，张印生．孙一奎医学全书［M］．北京：中国中医药出版社，1999．

［49］张锡纯．医学衷中参西录［M］．北京：人民卫生出版社，2009．

［50］翁维良．郭士魁临床经验选集［M］．北京：人民卫生出版社，2005．

［51］刘渡舟．伤寒论通俗讲话［M］．上海：上海科学技术出版社，1980．

［52］祝谌予．施今墨临床经验集［M］．北京：人民卫生出版社，2006．

［53］赵守真．治验回忆录［M］．北京：人民卫生出版社，2008．

［54］中国中医研究院西苑医院．钱伯煊妇科医案［M］．北京：人民卫生出版社，1980．

［55］刘渡舟．新编伤寒论类方［M］．北京：人民卫生出版社，2013．

［56］上海中医药研究所．张赞臣临床经验选编［M］．北京：人民卫生出版社，2005．

［57］董建华. 中国现代名医医案精粹第 1 集［M］. 北京：人民卫生出版社，2010.

［58］高辉远. 蒲辅周医案［M］. 北京：人民卫生出版社，1972.

［59］董建华. 中国现代名医医案精粹第 2 集［M］. 北京：人民卫生出版社，2010.

［60］中国中医研究院. 岳美中医案集［M］. 北京：人民卫生出版社，2005.

［61］何廉臣. 全国名医验案类编［M］. 北京：学苑出版社，2018.

［62］李士懋，田淑霄. 平脉辨证治专病［M］. 北京：中国中医药出版社，2018.

［63］何若苹，徐光星. 何任医案实录［M］. 北京：中国中医药出版社，2012.

［64］董建华著. 董乾乾，饶芸整理. 董建华临证治验录［M］. 北京：中国中医药出版社，2018.

［65］喻闽凤，许正锦. 赵纪生医论医案集［M］. 北京：中国中医药出版社，2018.

［66］哈荔田. 哈荔田妇科医案医论选［M］. 北京：中国医科技出版社，2014.

［67］叶天士著. 苏礼整理. 临证指南医案［M］. 北京：人民卫生出版社，2006.

［68］李中梓著. 郭霄珍整理. 医宗必读［M］. 北京：人民卫生出版社，2006.